LA CULPA ENGORDA

Cómo sanar la relación con la comida,
el cuerpo y la mente

Azahara Nieto

SOMOS B

Papel certificado por el Forest Stewardship Council®

MIXTO
Papel | Apoyando la
silvicultura responsable
FSC
www.fsc.org
FSC® C117695

Penguin
Random House
Grupo Editorial

Primera edición: octubre de 2025

© 2025, Azahara Nieto Boró
© 2025, Penguin Random House Grupo Editorial, S. A. U.
Travessera de Gràcia, 47-49. 08021 Barcelona
Imagen de p. 159: © pikepicture / iStock

Printed in Spain – Impreso en España

ISBN: 978-84-666-8207-7
Depósito legal: B-14.377-2025

Compuesto en M. I. Maquetación, S. L.

Impreso en Black Print CPI Ibérica
Sant Andreu de la Barca (Barcelona)

BS 8 2 0 7 7

*A todas nosotras, que crecimos cargando
vergüenza y culpa, convencidas de que no
éramos suficientes cuando, en realidad,
lo éramos todo*

ÍNDICE

Prólogo   9

I
LA CULTURA DE DIETA
ESA VOZ NO NACIÓ CONTIGO

1. ¿Qué es la cultura de dieta?   21
2 ¿Cómo identificamos la cultura de dieta?   27
3. ¿Cómo se promueve y se propaga la cultura
   de dieta?   53
4. De dieta en dieta y tiro porque me toca. ¿Eres una
   dietante crónica?   61
5. Salutismo y *biohacking*   65

II
RECONCILIARNOS CON LA COMIDA

1. ¿Qué es una buena relación con la comida?   73
2. ¿Cómo identificar si mi relación con la comida
   es sana?   77
3. La guerra con nuestro cuerpo comienza en el plato . . .   83
4. La vida te debe muchas galletas   93
5. Mirar la comida de frente: habituación alimentaria . . .   97

6. El lenguaje importa 107
7. La moralidad en la alimentación 113
8. Reprograma tu cabecita 123

III
ALIMENTACIÓN INTUITIVA Y CONSCIENTE

1. ¿Qué es la alimentación intuitiva? 133
2. Movimiento HAES: salud en todas las tallas 145
3. Principios de la alimentación intuitiva 151

IV
EL CUERPO COMO HOGAR. VOLVER A ÉL

1. Origen de la insatisfacción corporal 227
2. Body neutrality (neutralidad corporal):
   de la belleza a la funcionalidad 249
3. Hacer las paces con tu cuerpo 269

EPÍLOGO 277
AGRADECIMIENTOS 279
BIBLIOGRAFÍA 281

PRÓLOGO

Antes de nada, me gustaría aclarar que este libro está escrito en femenino porque llevo años trabajando con mujeres y viendo su sufrimiento. Claro que han pasado hombres por mi consulta, pero han sido infinitamente menos, y por eso me es imposible no trabajar con perspectiva de género y enfocarme en nosotras, las mujeres.

Además de ser nutricionista, soy mujer, y yo misma he pasado por todo esto: la lucha por querer alterar mi cuerpo cuando, en realidad, no había nada que cambiar, por querer adelgazar, por desear tener las piernas de una modelo o parecerme a la mismísima Kate Moss. Después de un proceso de aceptación corporal, me di cuenta de que había estado maltratándome, que mi cuerpo estaba bien y que la insatisfacción corporal que había sentido, y que todas sentíamos, no había sido genuina, sino la consecuencia de un sistema enfermo que equipara la delgadez con la salud.

Tengo que decirte que yo nunca quise ser nutricionista, ni siquiera sabía que existía esta profesión, y ya llevo quince años dedicándome a ella. No fue un amor a primera vista, pero ahora sí puedo decir que es mi relación más larga y que me gusta mucho lo que hago.

Mi trayectoria profesional ha sido todo un viaje, como nutricionista, pero sobre todo como mujer.

En este camino que os voy a contar, he llegado a un punto de no retorno en el que me siento realmente cómoda y útil. Mi forma de entender la nutrición ahora es el resultado de mucha formación, de cuestionarme a mí misma e incluso de haberme sentido una farsante durante un tiempo porque no me gustaban los códigos que «exigía» la nutrición.

Cuando yo estudié la carrera, todo se centraba en el sobrepeso, la obesidad y la pérdida de kilos. Al acabar los estudios, lo más probable era que te dedicaras a hacer dietas de pérdida de peso de manera muy estacional, con picos enormes de trabajo en enero y septiembre, actuando casi como un muro de contención para que las pacientes que acudieran a ti controlasen su alimentación.

Cuando comencé como nutricionista aprendí que las pacientes tenían que seguir las dietas que yo planificaba y que si no las podían cumplir era porque no se esforzaban lo suficiente.

Así pasé años de consulta en consulta por centros sanitarios o de estética que veían en la nutrición otro cebo más para vender un tratamiento estético. Desde balones gástricos hasta test de intolerancias alimentarias que prometían detectar la sensibilidad a doscientos alimentos sin ninguna evidencia científica, todo enfocado en la pérdida de peso. Durante esos años la nutrición se reducía a peso, kilocalorías y miedo a engordar.

Ser nutricionista en esa época implicaba elaborar dietas o planes de alimentación para perder peso, con el objetivo de estar delgada para una boda o prepararse para el verano al más puro estilo operación biquini, para mitigar los «excesos» estivales. Las pacientes acudían a consulta cada quince días, y yo evaluaba cómo habían seguido la pauta. El pesaje era obligatorio, así como la medición de los contornos de la cintura y la cadera. Algunas pacientes venían buscando reprimendas para ser más estrictas consigo mismas, pero yo nunca adoptaba ese papel, ya que no era algo que me gustara ni siquiera por entonces.

Al final la consulta se convertía en un peregrinaje de pacientes que volvían al cabo de un tiempo porque habían recuperado los kilos perdidos y cada vez les costaba más perder peso. Se llenaban de frustración y de más insatisfacción corporal de la que ya traían, y cada vez actuaban con más miedo y culpa hacia la comida.

El enfoque estaba en el peso, los kilos y la báscula, no en las personas, lo que me dificultaba cada vez más llevar a cabo mi trabajo. Me gustaba y me sigue encantando trabajar con personas, pero no de la manera en que lo estaba haciendo.

Cuanto más leía y me formaba, más comprendía que ese modelo estaba destinado al fracaso. Observaba cómo la báscula determinaba gran parte del valor personal, especialmente en el caso de las mujeres.

Hay que saber que las básculas de bioimpedancia (BIA), incluso las que se usan a nivel profesional, tienen un margen de error considerable. Por eso las mediciones han de realizarse siempre en unas condiciones específicas, para que sean lo más realistas posibles. Estas básculas indican muchos parámetros, como el porcentaje de grasa, el índice de masa corporal, el porcentaje o los kilos de músculo, la densidad ósea, el grado de hidratación, la grasa abdominal o, mi dato favorito, la edad metabólica.

La bioimpedancia mide la conductividad del agua, por lo que factores como la menstruación, la ovulación, el edema o el ejercicio previo pueden alterar los resultados. Esto hace que no sea un dato del todo confiable. De hecho, la edad metabólica que te ofrecen es un concepto introducido por una marca muy famosa de este tipo de básculas.

Así, estiman tu edad según los parámetros que miden, y como en todo en la sociedad edadista en la que vivimos si tu edad metabólica es menor a la real, felicidades. Pero si tu metabolismo tiene más años de los que aparecen en tu carnet de identidad, estás bien jodida.

En ese momento de mi vida yo estaba cursando el máster en Trastornos de la Conducta Alimentaria (TCA) los fines de semana, mientras que pasaba consulta entre semana. El máster, aunque tenía un enfoque pesocentrista, me abrió la puerta a otras realidades.

Cada vez me sentía más fuera de órbita y más cansada. Por entonces trabajaba para una aseguradora en un hospital, y básicamente hacía la labor de visitadora médica de la marca de suplementos que había sacado dicha empresa para mostrárselos a los médicos del hospital. Se trataba de una tarea puramente comercial, otra cosa que no se me da nada bien: vender cosas que la gente no necesita.

Mientras trabajaba allí y estudiaba el máster, seguía buscando otras opciones laborales más atractivas.

Hasta que había empezado a trabajar en el hospital me había desarrollado como nutricionista pesocentrista, encargada de pesar, establecer pautas nutricionales enfocadas en la pérdida de peso, medir y buscar recetas e ideas para hacer la comida atractiva, pero siempre ligera en calorías. Me sentía atrapada y perdida, por eso estudiaba y leía mucho, valorando otras opciones, otros enfoques, para trabajar de una manera distinta a la que se me presuponía como nutricionista.

En el máster veía que muchas de las pautas que me habían enseñado en el ejercicio como nutricionista eran conductas patológicas o de riesgo para personas que estaban pasando por un trastorno de la conducta alimentaria. Ahí empezó mi disonancia, necesitaba coherencia en mi práctica laboral. No paraba de leer, de indagar, recorría portales de empleo y buscaba clínicas o centros con el fin de encontrar otras ofertas laborales que pudiesen encajar mejor conmigo.

Con el tiempo conseguí un puesto en el centro donde siempre había querido trabajar. A insistente no me gana nadie y, sin que hubiera ninguna vacante, yo ya había enviado mi currículum.

En teoría en ese centro se realizaba un tratamiento integral con las pacientes, a través de un equipo formado por psicólogos, médicos, nutricionistas y entrenadores personales. Además, se hacían grupos de psicología diarios y talleres de nutrición. En principio cubría todas las necesidades que alguien que tiene una mala relación con la comida o incluso que padece un trastorno de la conducta alimentaria podría necesitar.

Las pacientes empezaban el tratamiento sin comer ni un solo hidrato de carbono, el gusto y el placer por comer quedaban totalmente fuera de la pauta. Al principio era casi más un confesionario que una consulta de nutrición o de psicología. Según perdían peso se les permitía alguna cosa más sabrosa, como el pescado azul, el marisco o unas pocas legumbres. Se premiaba ir de viaje y no comerse el dulce típico del destino, porque eso demostraba entereza y fuerza de voluntad.

Era un tratamiento propio de adictos, la metadona eran la comida insípida y el miedo a engordar. Resultaba, sin lugar a duda, el caldo de cultivo perfecto para desarrollar un trastorno de la conducta alimentaria.

En este centro se aplicaban todas las prácticas que se reprobaban en la recuperación de una paciente con un TCA, lo que me abrió los ojos y creó una grieta sin solución.

Yo promovía cambios porque no quería ser partícipe de eso, de sembrar más miedo y culpa, pero me dejaban hacer pocas cosas. De nuevo, me sentía atrapada en un modelo de trabajo que no me gustaba, que generaba mucha dependencia en las pacientes, que ahondaba en la culpa y en la moralidad, en lo que se puede y en lo que no, y donde el disfrute de la comida volvía a ser pecaminoso.

Así que un viernes me fui sin avisar a nadie. No quería despedirme de mis pacientes porque sabía que eso me pondría muy difícil mi decisión, y mis jefes no se merecían nada. Había dejado un trabajo a jornada completa por esta sustitución de maternidad, con la promesa de una posterior jornada completa que nunca llegó, a pesar de que las propias pacientes casi montaron un motín ante el jefe pidiéndole más horas para mí.

Los viernes, como en toda consulta, había menos gente. Escribí mi baja voluntaria y me largué, en paz, después de mucho tiempo.

Me propuse alquilar un despacho, y el 3 de mayo de 2016 ya tenía un sitio para mí. Los primeros pasos de mi empresa, a la que llamé «Se come como se vive», surgieron así, sin ninguna planificación y con menos recursos económicos. Siempre fui un poco kamikaze. No tenía nada que perder, y quizá mucho por ganar.

A pesar de que era mi consulta y de que las riendas las llevaba yo, me costó quitar la báscula del espacio central de esta, no pesar a las pacientes a las que no ayudaría si lo hacía y poner el foco en la salud integral en vez de en su peso.

Este viaje por la nutrición y mi manera de entenderla también marcó un cambio en mis pacientes. Antes acudían a mí personas que querían perder peso a toda costa, y ahora son aquellas que quieren sanar su relación con la comida y vivir en paz. Siempre hay un ruido de fondo, como una brisa, y me dicen: «Bueno, y si pierdo algo de peso, genial», pero ya no es el motivo principal de consulta y eso me hace tremendamente feliz.

Me interesa la historia que tiene cada persona con la comida, cómo se relaciona con ella, de qué manera la usa y para qué. De qué la protege y de qué la salva, de qué la esconde y de qué la nutre. Cómo la comida puede ser un medio para mostrar amor o uno para manipular, cómo puede convertirse en una protección que me aísle del dolor, cómo puede ser una capa que me haga invisible, cómo puedo usarla para dejar de ser atractiva.

La comida está muy ligada a la historia personal de cada una de nosotras, desde los recuerdos hasta el placer, la infancia, el cansancio, la soledad... Pero cuando hay una mala relación con la comida o incluso un trastorno de la conducta alimentaria, lo que esconde, principalmente, es dolor.

Vivir con una mala relación con la comida es como hacerlo con la campana extractora de la cocina siempre puesta, es un ruido de base molesto al que te acostumbras, pero que cuando desaparece te das cuenta del gran alivio que supone.

Quiero dejar atrás ese modelo con el que hemos convivido toda la vida, uno que implica un enfoque nutricional que te mantiene siempre a dieta queriendo perder peso, y si lo has perdido, haciendo todo lo posible para no ganarlo, uno que te llena la vida de periodos de exceso y restricción con la comida. Además, en general, no crea una buena relación con el deporte, porque es otro medio más para la pérdida de peso, y así vas de una actividad deportiva a otra, a ver si esta te permite estar más delgada y con suerte no te disgusta del todo. Es una lucha sin descanso en la que nunca llegas a un punto donde puedas decir: «¡Genial, lo logré!». La sociedad siempre te exigirá más y más. Es una guerra en vida contra la vida.

¿Dónde quedan los otros indicadores de la salud? Como tu descanso, tus horas de sueño, la salud hormonal, una buena relación con la comida, dejar de sentir culpa por cada bocado, hacer ejercicio porque te gusta y no desde la obligación, cuidar tu salud mental, la aceptación corporal... Eso, querida, no lo mide la báscula.

Se gasta infinidad de energía mental en temas relacionados con la comida, el cuerpo, el deporte, la actividad física, la ropa, la celulitis... Es como vivir con una china en el zapato, al final te acostumbras a ella. Vives cómoda en la incomodidad, pero el día en que te quitas ese calzado y la piedra sale descubres la paz que te estabas perdiendo.

Como decía al principio, no entiendo la nutrición sin perspectiva de género, y este libro está escrito desde ahí. Que las mujeres vivamos con mucha más culpa en relación con la comida no es casualidad. Los problemas relacionados con la alimentación y sus consecuencias nos afectan más a nosotras. Ser mujer ya es, de por sí, un factor de riesgo para desarrollar trastornos de la conducta alimentaria. La presión sobre nuestro cuerpo y el peso, la constante persecución de estándares de belleza imposibles y la tendencia a valorar nuestro cuerpo desde una perspectiva estética, en lugar de según su funcionalidad, contribuyen a reforzar esta situación.

Ese afán de empequeñecernos a todas, hasta expresiones ridículas, cada vez cala menos. Como diría Gata Cattana: «Déjame ser otra cosa que no sea un cuerpo».

No quiero ser partícipe de esto, de esta violencia sobre nosotras, sobre nuestro cuerpo y nuestra vida. Este odio repercute en todas las esferas. ¿Cómo se puede vivir bien si odias tu casa? ¿Cómo vas a estar tranquila si darías lo que fuera por estar más delgada? ¿Cómo se puede vivir en paz si te pasas el día comparándote con otras mujeres? No se puede ser feliz, y mucho menos estar tranquila si continuamente estás en una competición de la que siempre sales en desventaja.

Los TCA debutan cada vez a edades más tempranas; antes la edad de inicio eran los quince y ahora son los nueve años, pacientes que además acuden a consulta en las situaciones más críticas. ¿Qué estamos haciendo como sociedad para que una niña de doce años tenga terror a engordar?

Se supone que hoy día somos más conscientes de la importancia de la salud mental, pero eso lo contamos con un filtro que nos hace más atractivos en Instagram y vendemos ayunos como la mejor manera de purificar nuestro cuerpo. España es el país del mundo donde se consume mayor cantidad de benzodiazepinas, y cómo no, las mayores consumidoras somos las mujeres.

Por supuesto, mi labor es ínfima en el mundo, pero me pregunto mucho por la responsabilidad que tenemos todos como sociedad. ¿Qué clase de mundo estamos creando para

16

que niñas de doce años tengan miedo a comerse un plato de pasta? ¿O para que vivan aterrorizadas por engordar y no estar lo bastante delgadas como para ir a la piscina? ¿Qué estamos haciendo para que las niñas se obsesionen con la forma de su cuerpo y cuenten calorías? Es importante ser conscientes del mensaje que damos sobre la comida, hay que dejar de aplaudir la delgadez y de considerar que la forma de los cuerpos es una muestra de valía personal.

Con este libro quiero acercar una nutrición adaptada a cada persona, promover que no hay un único modelo de alimentación, sino que hay uno válido para cada persona, y que, además, varía en función de sus circunstancias personales.

Por tanto, la nutrición debería adaptarse a cada etapa vital.

Quiero que se puedan detectar los casos de trastornos de la conducta alimentaria lo antes posible, y que las conductas de riesgo se vean como un peligro desde el inicio, y no como una prueba de fuerza de voluntad.

Quiero una nutrición más amable, sana y libre, sin miedos ni culpa. Porque aquí, la culpa engorda.

LA CULTURA DE DIETA
ESA VOZ NO NACIÓ CONTIGO

1
¿QUÉ ES LA CULTURA DE DIETA?

La cultura de dieta hace referencia a las creencias, los comportamientos o las actitudes en torno a la alimentación, la imagen corporal y la actividad física que llevan a la delgadez. Para la cultura de dieta la delgadez es el fin, y todo comportamiento es válido para conseguirla, dejando la salud fuera de esta ecuación.

Algunos autores la definen como «el sistema de creencias que venera la delgadez y la equipara con la salud y la virtud moral» (Harrison, 2019).

Se caracteriza por:

- **Idealizar y aplaudir la delgadez:** La delgadez es un logro y un fin vital. A través de ella nos será más fácil ser queridas y exitosas, se asocia al control y a la disciplina, la dota de carga moral, hasta el punto de que la delgadez es casi una virtud y no una condición corporal más.
- **Patologizar y estigmatizar los cuerpos que no son delgados.**
- **Dotar de moralidad a la comida y generar culpa:** Cataloga a los alimentos en buenos y en malos, en función de cuánto nos alejen de un objetivo de pérdida de peso.
- **Negar la diversidad corporal.**
- **Equiparar la delgadez a la salud.**

Para que nos entendamos, nada es lo bastante dañino para nuestra salud si nos adelgaza. Quizá te suene la gente que alaba lo delgada que te has quedado después de una ruptura amorosa, de un mal virus estomacal o de ese pico de estrés que no te deja comer porque sientes un puño en el estómago. Sí, quizá tú también te has alegrado de que en situaciones de mierda se te empezaran a quedar más sueltos los pantalones. Pues siento decirte que eso es la cultura de dieta: delgadez a cualquier precio, no importa que sea a pesar de un TCA, de un duelo o de una enfermedad, todo sería peor si, además de sufrir, engordaras.

Esto, que puede verse como una cosa graciosa, un poco pérfida y trivial, tiene muchísimo impacto en nuestra vida y, cómo no, sobre todo en la de las mujeres. Al final hace que la relación con algo tan básico como la comida, fundamental para vivir, se convierta en la relación más tóxica de nuestra vida. Parece que la comida solo importa en términos de calorías, si es más sana o no da igual; lo importante es que no engorde mucho y que me permita estar delgada, tal y como nos pide el patriarcado a través de las exigencias de la presión estética, delgadas y jóvenes a poder ser. Por eso es normal que en tu lenguaje hacia la comida incluyas expresiones como estas: «No puedo», «Me lo salto», «Hoy peco» o «Me doy un homenaje». Por eso comes de una manera entre semana, con mención especial para el lunes, y de otra en el fin de semana.

Yo, que me defino como una persona de lujos bastantes sencillos, quiero decirte que un plato de pasta carbonara no es un pecado, ni algo que me deba ganar, y tú tampoco. Como mujer he estado ahí, así que créeme, sé de lo que hablo, casi más por mujer que por nutricionista. Siempre merecemos comer, grábate esto a fuego.

La comida, además de nutrirnos, tiene otras funciones. A través de ella expresamos emociones como el amor. Sí, has leído bien, el amor, el opio de las mujeres. ¡Ojo, que no lo digo yo, que lo dice la gran escritora feminista Kate Millet!: «El amor ha sido siempre el opio para las mujeres, como la religión el de las masas. Mientras nosotras amábamos, ellos nos gobernaban».

¿Acaso no preparas el plato favorito de tu sobrina cuando viene a casa, o el de tu madre o de tu pareja? ¿O cuando vas a un restaurante que te gusta no piensas en llevar a tus amigas? Pues sí, querida, esto también es parte del lenguaje del amor y del cuidado, y se expresa mediante la comida.

La cultura de dieta ha profanado todo lo relacionado con la salud, de tal manera que «cuidarse» se ha convertido en un eufemismo de adelgazar. Cuando alguien dice que se está cuidando lo que quiere decir es que está haciendo dieta.

En el ámbito del amor, cuando queremos a alguien, le cuidamos, le escuchamos, le atendemos y le prestamos atención, no le insultamos ni le castigamos yéndose a la cama sin cenar, matándole a hacer deporte o con un ayuno de cinco días. Simplemente le queremos y hacemos lo que está en nuestra mano para que esté mejor.

Con la dieta ocurre justo lo contrario: machacamos nuestro cuerpo, lo castigamos sin comer, lo humillamos, lo escondemos, no le permitimos ni una mínima licencia, y solo cuando es lo más «canónico» posible lo queremos un poco. En ese momento empezamos otra batalla, y es que entonces deberemos estar permanentemente en guardia, hipervigilantes para que no se relaje y eche a perder todo el trabajo.

Cuando cuidas a alguien no negocias con él la comida que recibe, no le obligas a comer cosas que no elegiría *motu proprio*, no le permites que se levante de la mesa si aún tiene apetito, no le dices que no puede comer pasta porque hoy no ha hecho ejercicio... ¿Y por qué eso sí es válido para nosotras? Igual lo que nos han vendido como cuidado es una auténtica condena.

Tal como yo lo veo es una relación de maltrato, pero todas hemos caído en la trampa. Estás a tiempo de salir de la relación más tóxica que puedes tener nunca, esa contigo misma y con tu casa, que es tu cuerpo, ni más ni menos. Estoy segura de que no consentirías que yo llegase a tu hogar y arrancase las cortinas, ni que te dijese que me parece una pena con lo bonito que es lo mal decorado que lo tienes, ¿verdad que no? ¿Y por qué lo permites con tu cuerpo?

Por desgracia, tanto tiempo diciéndonos cómo debería ser nuestro cuerpo y lo felices, amadas y exitosas que seríamos cuando alcanzáramos ese maldito modelo corporal hace que ese mensaje arraigue como mala hierba que crece sin control. Acabamos creyéndonos que tienen razón y que nuestro cuerpo está mal. ¡Enhorabuena, acabas de adquirir una voz interior digna de la Inquisición!

Es muy difícil volver a confiar después de una relación de mierda en la que lo has dado todo, poniendo sus necesidades por encima de las tuyas, haciendo todo lo posible por gustar y encajar, minimizando tu personalidad para no molestar, complaciendo siempre que puedes, con tal de recibir un poco de amor y de atención. Pero de repente llega alguien, puede ser una amiga, no tiene por qué ser amor romántico, y te dice: «¡Vuelve, querida!». Y te hace ver que eres maravillosa tal cual eres, que todo está bien y que no hay que cambiar nada para que te quieran. Así, poco a poco, vas ganando confianza y esa coraza de protección se descongela. Pues eso es justo lo que pretendo hacer, devolverte la confianza en ti que nunca debiste perder. Yo confío ciegamente en que podrás.

Sé que ahora no confías en tu cuerpo, pero piensa que él siempre ha estado ahí para ti. A pesar de todas las fechorías que le has hecho en nombre de la salud. Siempre ha permanecido ahí para ti, al pie del cañón.

La base del amor es la confianza, no el control. Así que, para empezar a valorar un poco más tu cuerpo, tendrás que darle un voto de confianza. Te dejo un mantra que puedes repetirte cuando sientas que estás a punto de llevar a cabo una acción que atenta contra tu salud:

Mi cuerpo es mi casa.

Para que podamos mantener un modelo de alimentación es necesario que nos guste lo que comemos. La comida tiene que estar rica. Si nos alimentamos a base de platos de batalla insípidos, pronto nos cansaremos, porque la comida no solo nos ha de dejar saciadas, sino también satisfechas. Es decir, que un día puedes comer un hervido de judías verdes con zanahoria y huevo aliñado con la menor cantidad posible de aceite de oliva, pero que quizá cenarlo cada lunes sea una especie de castigo. Que conste que a mí me gusta, pero agradezco que lleve también patata y que el aceite no sea testimonial, a pesar de que está carísimo.

La cultura de dieta también es la responsable de que sintamos culpa por comer determinados alimentos. Porque, siendo sinceras, cuando un alimento nos deja un rastro de culpabilidad es porque pensamos que engorda, no por otra razón. No te convenzas de que es por salud, no son las grasas hidrogenadas lo que le temes, sino que crees que te hará engordar. La honestidad es una herramienta poderosísima: sé honesta contigo misma y no te cuentes milongas.

Por eso, comer gelatina llena de edulcorantes con sabor a fresa y con muy pocas calorías te parece una buena alternativa para «engañarte» cuando quieres algo dulce. Resulta muy perverso que tengas que engañarte con un alimento que no te gusta, o con el último postre *healthy* de tres ingredientes que triunfa en las redes sociales y que está bastante malo, dicho sea de paso.

La cultura de dieta nos ha desprovisto del placer de comer, ahondando en la culpa, presentando el acto de alimentarnos como si del pecado capital de la gula se tratara. Nos repite frases tan ridículas como: «Un segundo en tu boca y toda la vida en las caderas», y así, a golpe de miedo, nos aleja del disfrute.

Desvincular la comida del placer, del gusto y del disfrute es como creer que las relaciones sexuales solo están permitidas para la reproducción. Quizá quieras vivir así, pero a mí personalmente se me hace bastante aburrido. Te expresarás con un vocabulario que tiene más que ver con una educación judeocristiana, sobre el bien y el mal, lo pecaminoso y la virtud, que con una relación sana con la comida y tu cuerpo.

La cultura de dieta ha profanado tanto la alimentación que hace que esta solo nos interese en la medida en que nos haga adelgazar. Si no me crees, dime, ¿cuánto contenido almacenas en tu teléfono sobre dietas, alimentos que te ayudan a aplanar el abdomen, cómo bajar dos kilos en tres días o cómo reducir la grasa de las caderas? Te invito a que vayas a tu móvil o a tu ordenador y elimines todo ese contenido, libérate de ese peso. Si aún no te sientes preparada, espero que cuando acabes este libro lo elimines con el convencimiento de que eso ya no es para ti.

Para la cultura de dieta no importa si los alimentos son sanos o no, si esa conducta puede desencadenar una mala relación con la comida... Si consigues perder unos kilos, la cultura de dieta habrá logrado su objetivo. Con las consecuencias ya lidiarás como puedas, pero lo harás más delgada.

Incluso desde el entorno sanitario se ha equiparado la delgadez a la salud, y esto, sumado a la exigencia de los cánones estéticos que nos quieren siempre delgadas, lo hemos llegado a interiorizar tanto que siempre pensamos que una persona delgada va a estar más sana que otra que pese más. Creer que la delgadez es la solución a todos los problemas es solo el comienzo de estos.

2
¿CÓMO IDENTIFICAMOS LA CULTURA DE DIETA?

Promociona dietas restrictivas

Ojalá te fueran ajenos los détox, la dieta de la alcachofa, la mítica del pollo y la piña, la del sirope de arce, los ayunos, la de la bella durmiente (ya imaginas cómo vas a pasar el tiempo), la del hielo, la de la NASA y, la más actual, la dieta antiinflamatoria.

Estas dietas carentes de evidencia científica y que te prometen una gran pérdida de peso (no sostenible a largo plazo, pero eso lo obvian), mejor si son más eclécticas, te harán perder salud, tiempo y dinero y, además, empeorarán tu relación con la comida. Pero para la cultura de dieta nada de esto importa si adelgazan.

Si has hecho alguna, sabrás que estas dietas se basan en aguantar el hambre o comer alimentos que *a priori* no elegirías; y si la báscula te premia, ni tan mal, porque así reforzarás la conducta. Pero un día ya no puedes más y empieza el «tiempo de descontrol» hasta que das con la siguiente dieta.

Una de mis pacientes llegó a mi consulta con el ultimátum de que, si esto no funcionaba, se pondría un balón gástrico. Era una mujer de unos cuarenta años que había hecho todas las dietas del mundo, no dejaba de pensar en comida todo el día, lo que la hacía sentirse culpable y, por supuesto, quería adelgazar. Desde el minuto uno, le dejé claro que íbamos a trabajar en mejorar su relación con la comida, y no con un objetivo de pérdida de peso. Si lo perdía, sería como consecuencia del cambio de hábitos, la aceptación corporal y la mejora de su relación con la comida, pero no le impondría ni una norma más que empeorase su situación.

Durante el proceso, con sus altos y sus bajos —porque no os quiero engañar, a veces es difícil luchar entre lo que quieres (perder peso) y lo que necesitas (mejorar la relación con la comida)—, ha logrado no pensar todo el día en comida, por lo que vive en paz, cada vez más a gusto con su cuerpo. Eso no quiere decir que no tenga malos días y que haya aceptado de forma completa su cuerpo, pero está segura de que ya no hará ninguna barbaridad para perder peso. Su vida ha mejorado notablemente, su salud está perfecta y hace deporte porque le sienta bien y no por bajar kilos. En una de las últimas sesiones me dijo: «Yo no sé lo que pesaré el año que viene, pero sí tengo claro que no volveré a hacer ninguna dieta de ese tipo, ni mucho menos me voy a poner un balón. Quiero estar cada vez más tranquila con mi cuerpo, no quiero perderme nada de la vida por no estar lo bastante delgada». Y qué queréis que os diga, ese es el propósito de mi trabajo.

Este tipo de dietas, y muchas publicaciones que verás en las redes sociales, suelen ir acompañadas de fotos de mujeres antes de hacer la dieta y después, para que puedas apreciar su cambio corporal y que eso sea lo que te motive a hacerla.

Estas fotos nos transmiten la idea de que hay un tipo de cuerpo mejor que otro, volviendo otra vez a un modelo ideal y a la negación de la diversidad corporal. Se da por hecho que la versión más delgada es la mejor, pero obviando las circunstancias personales, es decir, lo que ha pasado esa mujer para llegar a tener ese cuerpo: si su salud mental se ha resentido, si ahora tiene miedo a comer determinados alimentos... Todo el contexto queda fuera de esa imagen, y al ver una foto de un cuerpo más delgado supones que ahora esa persona está más sana y feliz. Recuerda, es la cultura de dieta convertida en imagen.

A continuación, no quiero perder la oportunidad de hablarte de algunas de esas dietas restrictivas y por qué son tan nocivas.

Dietas détox

Estas dietas se venden con el reclamo de dar un descanso a tu cuerpo, para purificarlo y «desintoxicarlo» de comida. Como estrategia de marketing, debo admitir que me parece una buena jugada, pero ¿qué dice la ciencia? Pues que no hace falta que nos desintoxiquemos de la comida, ya que no es tóxica, y, además, la función depurativa ya la realiza nuestro cuerpo por sí solo.

El hígado principalmente, pero también los pulmones, la piel y los riñones hacen esta función que quieren venderte mediante las dietas détox. Estas constan sobre todo de batidos o licuados y como ingredientes llevan fruta y verdura, jengibre, cúrcuma y toda clase de especias exóticas que le den una apariencia de salud y eclecticismo.

Son dietas muy bajas en calorías y sin ninguna fuente de proteínas, grasas e hidratos de carbono complejos, por lo que son aptas para todos o, mejor dicho, para nadie, pues no se pueden mantener durante mucho tiempo, ya que producirían carencias nutricionales.

Estas dietas logran una bajada de peso de entre dos y tres kilos, debido a que se pierde masa muscular, por lo que flaco favor le hacen a tu metabolismo. En el momento en que vuelves a tu alimentación habitual, recuperarás el peso perdido, pero no el dinero que invertiste.

Al ser tan bajas en calorías harán que te encuentres cansada y sin fuerzas. Por otro lado, no son dietas personalizadas, sino estandarizadas, por lo que tendrás que meterlas con calzador en tus circunstancias personales y tu contexto para poder seguirlas. ¿Acaso todas las mujeres son iguales como para que les funcione la misma dieta?

Tienen un efecto rebote asegurado, pues en cuanto termines con el détox, volverás a pesar lo mismo que cuando lo comenzaste, y seguramente tu relación con la comida se habrá visto afectada.

El único détox que sí recomiendo es dejar de seguir dietas milagrosas y contenido sobre pérdidas de peso, procesos espectaculares de antes y después y publicidad relacionada con cambios corporales. Dejar de consumir este tipo de contenido te ayudará a salir de la cultura de dieta y a no estar pensando en comida tanto tiempo. Necesitas tener espacio en tu cabecita para otras cosas. Haz un esfuerzo y cuando veas algo similar en una revista o en las redes sociales, párate, coge aire, respira de forma profunda, que llegue bien a la tripa, inhala y exhala por la nariz, y después decide si realmente ver ese contenido o escucharlo te ayudará a tener una mejor relación con tu cuerpo y con la comida. Aprende a poner en pausa el consumo de este tipo de información.

Dieta antiinflamatoria

Antes de nada quiero decirte que la evidencia científica no considera la dieta antiinflamatoria como un modelo nutricional, sino como una recopilación de las características antioxidantes de la dieta mediterránea.

Desde las redes y la divulgación se habla de ella como el modelo nutricional para dejar de estar inflamada, aunque en realidad lo usen para vender de nuevo la pérdida de peso.

El mensaje ha cambiado y ya no te dicen que estás gorda, sino que estás inflamada, pero sigue siendo un eufemismo para adelgazar.

Quiero que sepas que la inflamación no se percibe a simple vista. Si se te hincha la barriga, puede deberse a la distensión abdominal, pero no a la inflamación.

Para saber si hay inflamación tendrían que analizar unos parámetros determinados en un análisis de sangre que, por supuesto, no te realizan. Pero ¿a quién no le viene bien desinflamarse un poco? Sea lo que sea lo que quieran decir con esto.

Desengáñate, la inflamación es necesaria, se trata de un mecanismo de protección del sistema inmune, por lo que acabar con ella pondría en riesgo tu salud y hasta tu vida.

En una revisión sistemática, con datos de las bases científicas más usadas como Medline, PubMed, EMCare, Cochrane y CINAHL, se revisaron un total de 1.537 ensayos, analizando los cambios en los marcadores de inflamación después de hacerse una intervención dietética. La revisión sugiere que las dietas antiinflamatorias, en especial la mediterránea, pueden reducir varios marcadores de inflamación y mejorar los resultados de enfermedades crónicas relacionadas con esta. Es decir, la dieta más similar o antiinflamatoria es la mediterránea. Ahora surgen dietas antiinflamatorias como reclamo, pero no aportan nada nuevo, solo remarcan las propiedades antioxidantes de algunos alimentos.

Además, este tipo de dietas suele eliminar grupos de alimentos bajo la afirmación de que producen inflamación, por eso deja fuera todos los que contienen gluten y también los lácteos.

Respecto a estos, lo que dice la ciencia no es solo que no son proinflamatorios, sino que también tienen propiedades antioxidantes (Ulven, *et al.*, 2019). Vamos, que son justo todo lo contrario de lo que afirman estas dietas. Lejos estoy de tener ningún vínculo con la industria láctea —de hecho, yo promuevo un consumo más vegetal—, pero lo que quiero es que tengas acceso a una información veraz para luego poder decidir si los lácteos se quedan o no en tu vida.

Tampoco tiene sentido eliminar el gluten de tu alimentación si no hay celiaquía ni sensibilidad a él; la manera de saberlo es a través de un análisis de sangre y de una biopsia. De hecho, eliminarlo puede tener consecuencias negativas para tu salud.

Estas dietas van a estar acompañadas de una lista interminable de suplementos alimenticios para hacerlas más «completas». La realidad es que seguramente no necesitarás ni un tercio de ellos, pero es una muy buena fuente de ingresos para la industria y para el que los prescribe, que suele llevarse un porcentaje generoso.

Cuando eliminas tantos grupos de alimentos, tu alimentación se ve resentida y limitada, y además por unas razones del todo acientíficas.

Si tienes muchos problemas digestivos y se te hincha mucho la barriga, te aconsejo que pidas cita con un especialista y luego con un nutricionista. Ambos son expertos en el sistema digestivo y podrán descartar cualquier problema sistémico y llevar tu alimentación de forma correcta y personalizada, para que no tengas que meter tu salud con calzador en una dieta de cajón más.

Ayuno intermitente

En realidad, el ayuno no es una dieta como tal, sino una herramienta nutricional. Como siempre, acaba convirtiéndose en la dieta de moda cuando alguien con cierta popularidad y un cuerpo delgado asegura que desde que hace ayuno su vida ha cambiado (es decir: ha perdido peso).

El ayuno consiste en hacer ingestas solo en horas determinadas y pasar el resto del tiempo sin ingerir nada más allá de café, té, infusiones y agua con gas. Pueden hacerse ayunos de 16/8, es decir, se está 16 horas sin comer (solo ingesta líquida) y se come en las 8 horas restantes (por ejemplo, entre las

12.00 y las 20.00 horas, lo que supone no desayunar o no cenar), sin tener que contar calorías. El ayuno suele implicar dejar de hacer una comida al día. Hay dos opciones comunes: una es no desayunar y otra es no cenar. El ayuno ayuda a perder peso porque se hace una restricción calórica, acompañada de una restricción horaria muy severa. Se ha comprobado que puede ser beneficioso en cuanto a enfermedades cardiovasculares, pero lo que no se sabe muy bien es si es el ayuno lo que produce esta mejora o la pérdida de grasa, es decir, que la bajada de grasa desde otra herramienta nutricional podría ser igualmente beneficiosa.

Además, durante el ayuno se desaconseja realizar ejercicio de alta intensidad, y mejor que se practique durante la fase de alimentación o elegir ejercicios de intensidad baja o moderada.

En los momentos en los que se come hay que cuidar la alimentación también y tener una dieta equilibrada. El ayuno, al basarse en una restricción horaria muy elevada, puede generar ansiedad por la comida y aumentar los pensamientos sobre ella. Esto puede inducir a una sobreingesta fuera de las horas de ayuno. Está totalmente contraindicado para personas que no tienen una buena relación con la comida, ya que estas restricciones harán que empeore, para aquellos que han pasado o están pasando por un trastorno de la conducta alimentaria y para diabéticos, ya que puede afectar mucho en su regulación de la glucemia. Asimismo, no es recomendable para embarazadas.

Desde mi punto de vista, después de haber leído mucho sobre él y tras extraer información de la experiencia de más de quince años en consulta, el ayuno intermitente es una forma de comer viable para los que ya lo hacen de manera natural. Me explico: para aquellas personas que no necesitan desayunar porque se levantan con el estómago cerrado, para aquellos que no cenan porque su jornada laboral se produce durante la noche, para los que al final del día no tienen nada de hambre, o casos similares. Es decir, para los que no saben que ya hacen ayuno intermitente. Suelo probar las pautas nutricionales, y una vez hice ayuno. Yo me levanto sin hambre y en contadas ocasiones desayuno, me tomo un café y listo. Me propuse hacer ayuno para probar y lo pasé realmente mal contando las horas hasta la siguiente comida y pensando en ella sin cesar, algo que nunca hago, pues si tengo hambre, como.

En cambio, una de mis amigas no tiene hambre hasta la hora de comer, así que hace dos comidas principales en todo el día, pero sin ninguna intención, ella come de esta manera desde siempre. No suele necesitar hacer más comidas, ella ya hace ayuno de manera natural y no con el fin de adelgazar. Por eso, a ella no le supondría ningún esfuerzo seguir una pauta de ayuno intermitente, no pensaría en las horas de ayuno ni en la comida, ya que es su manera natural de alimentarse.

Realfooding

Otra manera de perpetuar la cultura de dieta con la que quizá no estés de acuerdo es el *realfooding*. En primer lugar quiero que sepas que el movimiento original no es reciente, sino que data de los años treinta y se lo debemos al dentista canadiense Weston Price. Él observó la relación que había entre la alimentación, las caries y las enfermedades degenerativas bucales. Apostaba por una alimentación más natural y lo confirmó en sus viajes por zonas no industrializadas como comunidades africanas, entornos rurales suizos, las islas del Pacífico y tribus indígenas de América del Norte y del Sur.

Plasmó sus estudios en el libro *Nutrition and Physical Degeneration* (1939). La ciencia, sin embargo, no le otorgó demasiada autoridad, porque sus métodos de recogida de datos no eran muy rigurosos, sino más anecdóticos que empíricos.

Después comenzaría el movimiento *realfooding* tal y como lo conocemos. A mí, como se concibió en su origen, no me parece mal, porque ayudaba a ver las triquiñuelas de la industria alimentaria, pero después giró hacia un modelo de alimentación idéntico para todos y con un tufillo a sermón mesiánico. O conmigo o contra mí, o te alimentas de esta manera o te estás engañando; tú eliges, la pastilla roja o la azul.

Estos mensajes tan dogmáticos profundizan en la culpa: si eliges unas galletas porque están buenas sin más, no estás cuidando tu salud e irás al infierno de los ultraprocesados. Pero ¿acaso la salud de todos es igual? ¿Se trata de algo estanco? ¿La salud solo depende de la alimentación? Obviamente no, pero siempre es más fácil divulgar en tonos blancos y negros que en grises. Lo que resulta sano para mí no tendrá la misma repercusión para ti. Quizá, si tienes muy mala relación con la comida, es más sano para ti desayunar una napolitana de crema que unas gachas de avena con arándanos y semillas de chía.

El *realfooding* nos cuela la culpa con el plan dietético, tu alimentación tiene que ser un 80 por ciento sana y un 20 por ciento no tanto. (Este porcentaje lo sacaron del economista italiano Vilfredo Pareto, quien a finales del siglo XIX observó que el 80 por ciento de la riqueza en Italia estaba en manos del 20 por ciento de la población. Con el tiempo, esta observación se generalizó como una ley empírica que sugiere que el 80 por ciento de los efectos provienen del 20 por ciento de las causas. En nutrición, se ha adaptado como una forma flexible de alimentarse: comer de forma saludable el 80 por ciento del tiempo y permitirse mayor libertad el 20 por ciento restante. Esta fórmula se popularizó en libros, revistas y blogs de bienestar desde los años noventa y el mensaje caló, desde luego).

De esta forma, podías vivir teniendo un conocimiento extraordinario de la alimentación, o bien engañada en un submundo. Lo que surgió como una iniciativa para volver a la comida de nuestros abuelos, abandonando los procesados de mala calidad y, por supuesto, los ultraprocesados, pronto se convirtió en una estrategia para cambiar a productos procesados que podías comprar en el súper, pero ahora sí bajo la marca de *realfooding*. El primer lema era: «Más mercado, menos supermercado», aunque al final, si da dinero, el supermercado no es tan malo, ¿no? Quiero darte un apunte: también son procesados el aceite de oliva, los yogures, las verduras congeladas... Los hay de mejor y de peor calidad nutricional, por supuesto, pero sin ellos nuestra vida sería bastante complicada. Vamos, yo no me veo con una yogurtera, ni vareando la aceituna para hacer aceite, pero, oye, si es tu elección, adelante.

Me han llegado muchas personas a la consulta que se iniciaron en este modelo de alimentación y acabaron desarrollando una muy mala relación con la comida, sintiendo miedo y ansiedad por no comer «perfecto» y, en los peores casos, cayeron en un trastorno de la conducta alimentaria. De ahí que para mí sea tan importante que obtengas la máxima información posible sobre esto y que seas consciente de los posibles efectos que aplicar estos modelos de alimentación puede tener en tu salud.

Estigmatiza el sobrepeso y la obesidad

Otra de las características de la cultura de dieta es que no apuesta por la diversidad corporal, sino que estigmatiza y ridiculiza. Estar gorda es un fallo, ya que toda persona puede ser delgada y, de hecho, debería serlo. Se nos inculca la idea de que las personas gordas son personas delgadas en potencia que han fallado. Como si una mujer con sobrepeso fuera una matrioska que lleva dentro a otra delgada a la que no deja salir. Una bestialidad convertida en dogma.

La cultura de dieta promueve todos esos prejuicios, estereotipos y, por tanto, conductas discriminatorias que sufren las personas con más peso en la sociedad. Como apunta Harrison: «El discurso patologizante sobre la pérdida de peso se construye como un medio para alcanzar, además de la salud, la autoestima, la felicidad y un estatus social superior» (Harrison, 2019). Igualmente, difunde la creencia de que el peso corporal es solo una cuestión de voluntad controlable a través de la alimentación y el ejercicio y deja fuera factores tan imprescindibles como los genéticos, sociales y metabólicos.

Sin embargo, el peso no es algo controlable, no podemos elegir el nuestro y, además, no es un indicador de salud. Yo puedo cuidar mi alimentación, hacer deporte, llevar una vida lo más activa posible, intentar gestionar el estrés, fomentar hábitos de sueño saludables, pero no puedo elegir pesar sesenta kilos. El peso se ve afectado por factores hormonales, metabólicos, ambientales, socioeconómicos, genéticos... Son muchos y no se reducen a la ley de la termodinámica, ni al famoso: «Menos plato y más zapato». Esos enfoques son sumamente simplistas y niegan la diversidad corporal.

Pensar en reducir las calorías que consumes para lograr perder peso y mantenerlo solo te condenará a pasarte la vida controlando qué llevarte a la boca, sin dejar de contar calorías o de pensar en comida y seguramente acabarás inmersa en periodos de atracón, frustración y sensación de descontrol. Tu vida va a girar en torno a la comida, el peso y el ejercicio, y por desgracia nunca estarás en paz.

Si te pesas cada día, tal vez ya sepas que cada vez la báscula marca un peso diferente. Entonces sueles sacar conclusiones sobre el efecto de un determinado alimento en tu peso. Me explico: «Ayer comí galletas y he bajado doscientos gramos. Estupendo». Pero otro día, al pesarte, el resultado es distinto y tu cerebro no puede evitar pensar: «No lo entiendo, si ayer hice deporte, comí ensalada, y hoy peso cuatrocientos gramos más».

De este modo, interpretarás el peso en función de qué comiste o de si hiciste ejercicio. Como nutricionista te digo que para valorar cambios en la composición corporal es necesario hacerlo cada quincena, e incluso mejor si es al mes. Pesarte cada día no sirve de mucho, salvo para volverte loca y castigarte. El peso que te devuelva la báscula siempre interferirá en tu conducta con la comida y, por tanto, en tus decisiones alimentarias. Te pongo ejemplos: si has adelgazado, te mereces un premio; hoy te permites comer pan con la comida. Pero si has subido de peso, hoy no cenas y sales a correr. Así es imposible dejar de pensar en comer. Además, la comida se convierte en un premio o un castigo. Lo más grave es que te vas desconectando de tu cuerpo: ya no te comes unas patatas fritas porque te apetecen, sino porque hoy «puedes» y hay que aprovechar. Y otro día te vas a la cama sin cenar y con hambre, porque en la báscula ha aparecido una cifra superior a la que esperabas.

Así que hazte un favor y tírala.

Una paciente mía hablaba de su peso como del pesaje de los camiones, en PMA, peso máximo autorizado. Cuando lo traspasaba comenzaba de nuevo la dieta. Tratar a tu cuerpo como si fuera un camión es una broma macabra, fomentada por la estigmatización de los cuerpos no delgados que promueve la cultura de dieta.

Un estigma, según los autores Flores, Medina y Robles (Flores, *et al.*, 2011), es «una condición, atributo, rasgo o comportamientos que hace que su porteador genere una respuesta negativa y sea visto como culturalmente inferior e inaceptable».

Es decir, que según la cultura de dieta las personas que pesan más no son dignas de respeto, es como si nos debieran «salud» y «moralidad» al resto de la sociedad. Por eso se permiten burlas y mofas, las personas gordas son objeto de broma solo por su cuerpo. Te invito a hacer la prueba: ¿cuántos chistes o chascarrillos te sabes sobre gordos? ¿Y cuántos sobre delgados?

Además, esas burlas se acompañan de un montón de estereotipos y, por supuesto, se da por hecho que las personas gordas no cuidan su alimentación y que su dieta se basa en bollos y hamburguesas, que no hacen deporte y se pasan la vida comiendo ganchitos en el sofá, que son descuidadas y perezosas, no tienen amor propio y suelen estar deprimidas. Pero una cosa muy buena que tienen todas las gordas es que son muy graciosas (sí, estoy siendo irónica, este es un estereotipo más). Esto se traslada también a la gran pantalla, a la representación y la visibilidad que se le da en los medios. Si nos fijamos veremos que no suelen ser protagonistas en series ni en películas, y si lo son la trama gira siempre alrededor de la pérdida de peso y en ser vista a través de su cambio corporal por el protagonista masculino. Es decir, no son protagonistas por sí mismas sin que su objetivo sea tener un cuerpo más delgado y encontrar el amor. Esto, que parece insignificante, hace que no haya referentes y que las mujeres gordas no se hayan visto representadas desde otro punto que no sea el de la amiga graciosa de la protagonista, o la protagonista que solo quiere adelgazar y conquistar al galán de turno. De una manera poco sutil se nos ha inoculado que hemos de ser delgadas para ser dignas de recibir amor, lo que nos cosifica y nos convierte en un mero objeto de deseo bajo la mirada masculina.

Y si no, a las pruebas me remito: cuando se confirmó que Lalachus presentaría las campanadas en 2024 en TVE, todas las críticas se centraron en su peso. Era la primera vez que una mujer gorda daba las campanadas, en pleno siglo XXI. Por supuesto, no faltaron las mofas sobre su cuerpo y se apeló a su salud. No tenía yo noticia de que para presentar las campanadas fuera necesario pasar un reconocimiento médico... Quizá es que solo se lo proponen a ella porque es la primera mujer gorda que ha presentado las campanadas, aunque espero que no sea la única.

Hay un estudio (Tiggemann y Rothblum, 1988) que analiza cómo los hombres y las mujeres en Estados Unidos y Australia perciben las consecuencias sociales del sobrepeso. Esta investigación también deja claro que las mujeres se autoperciben con más peso, con independencia de cuál sea su peso real. Y, además, ellas experimentan mayores consecuencias negativas a nivel social que los hombres. No podemos dejar de lado que la presión estética que sufrimos las mujeres es muchísimo mayor que la de ellos.

Otro estudio más reciente (Puhl y Heuer, 2009) ofrece una revisión del estigma asociado a la obesidad y el sobrepeso según el índice de masa corporal (IMC) en todos los ámbitos, desde el empleo y la asistencia sanitaria hasta la educación. En él se pone de manifiesto cómo se penaliza con el estigma a las personas gordas a la hora de ser contratadas o ascendidas en sus puestos de trabajo, y cómo sufren un trato peyorativo por parte de sus compañeros y jefes debido a su peso mediante comentarios y bromas estigmatizantes. No es sorprendente que las mujeres gordas sufran un 16 por ciento más esta discriminación en entornos laborales que los hombres gordos.

En un estudio que recoge este artículo se encuestó a un total de 2.249 mujeres con sobrepeso y obesidad según el IMC, y el 25 por ciento de ellas describieron sufrir discriminación laboral por su peso. Un 54 por ciento sufrió el estigma del sobrepeso por parte de sus compañeros, y un 43 por ciento, además, por parte de sus jefes y supervisores.

En un estudio en más de 620 médicos de atención primaria, más de un 50 por ciento de estos reconocían su sesgo a la hora de tratar a pacientes con sobrepeso, ya que creían que estos son torpes, poco cumplidores, con escasa fuerza de voluntad y perezosos, y consideraban la obesidad una consecuencia de la sobrealimentación y la falta de ejercicio físico, por lo que culpabilizaban a sus pacientes. ¿Cómo vas a dar un tratamiento médico adecuado si prejuzgas así a tus pacientes? Lo que ocurre cuando hay sesgo es que ante cualquier malestar que se pueda asociar al peso, la respuesta será una dieta y hasta que no baje de peso no se le dará el tratamiento que se ofrecería de primeras a una persona delgada.

Este trato no es inocuo, sino que trae consecuencias para la salud de las personas con cuerpos más grandes. Las pacientes con obesidad, según el IMC, que sufren este trato estigmatizante en la práctica clínica tienden a retrasar o directamente renuncian a las consultas médicas, sobre todo en el ámbito presencial. Y lo más grave es que se someten en menor medida a exámenes para la prevención del cáncer de mama, de cuello uterino y colorrectal.

En cuanto a la educación, diversos estudios han observado también que el sesgo de peso es uno de los factores relacionados con el menor desarrollo educativo de las personas gordas. Los profesores con sesgo de peso pueden influir negativamente en el rendimiento académico de los alumnos con obesidad y fomentar de manera involuntaria un trato diferencial hacia estos alumnos.

También se ha demostrado que los profesores de educación física reconocen este sesgo sobre sus alumnos con más peso, a los que consideran más pasivos, menos disciplinados y con poca capacidad de sacrificio.

¿Y los nutricionistas qué? ¿Tenemos estigma de peso? Pues en mi opinión sí, porque el enfoque con el que se nos enseña a trabajar es pesocentrista, y se pone la vara de medir en la báscula y en el IMC. Yo al menos he tenido que trabajar mi estigma y mi propia gordofobia para dar un trato equitativo a todas mis pacientes.

Todo esto lo promueve la cultura de dieta, que estereotipa y estigmatiza los cuerpos.

Fomenta el sesgo y el estigma en la práctica médica

En esta estigmatización ha ayudado el IMC, ese parámetro que se calcula dividiendo los kilogramos de peso por el cuadrado de la estatura en metros:

$$IMC = peso\ (kg)\ /\ [estatura\ (m)]^2$$

A pesar de que esta fórmula cada vez está más en entredicho en la comunidad sanitaria, sigue teniendo mucha fuerza como determinante de salud en referencia al peso. Lo mejor de todo es que esta fórmula la creó en 1832 Adolphe Quetelet, un matemático, astrónomo y estadístico, y desde el siglo XIX no hemos avanzado nada, al parecer no hemos encontrado un método mejor. La creación de este parámetro nada tiene que ver con la salud; de hecho, Quetelet lo definió para sus estudios estadísticos. Su objetivo era establecer patrones sobre las poblaciones europeas, sobre cómo sería el «hombre promedio» y su crecimiento corporal. Para ello concibió la fórmula que pasó a usarse posteriormente en el ámbito sanitario. En el siglo XX, concretamente en 1972, el epidemiólogo Ancel Keys, quien le dio el nombre de Índice de Masa Corporal, sugirió que era una herramienta útil para estudiar la obesidad a nivel poblacional, aunque ya consideró en su momento que no parecía válida para analizar la composición corporal de los individuos.

Las compañías de seguros estadounidenses empezaron a utilizar el IMC como una manera de valorar riesgos y ajustar pólizas de seguro en materia de salud y vida. Las aseguradoras ya habían recopilado datos sobre la relación entre el peso y la mortalidad usando tablas de peso-altura creadas por la Metropolitan Life Insurance Company. De tal manera que asociaron un mayor IMC con un mayor riesgo de enfermedad y mortalidad, lo que les sirvió para penalizar con primas a estas personas o bien no asegurarlas directamente.

Es así como el IMC se convirtió en un prescriptor de salud en base solo al peso y a la estatura, dejando fuera valores como el sexo, la edad, la condición física... Por si fuera poco, el IMC se hizo tomando como modelo estándar a hombres europeos de raza blanca, por lo que es un parámetro que deja fuera a más de la mitad de la población mundial, ni más ni menos que a las mujeres, sin tener en cuenta además las razas diferentes a la caucásica. En resumen, es un parámetro racista y misógino. Después se han hecho correcciones por razas. El uso del IMC como criterio médico ha hecho que la medicina tenga un enfoque pesocentrista, por el cual se adivina la salud de la población mediante su peso. Esto tiene graves consecuencias, ya que patologiza a las personas gordas, minimiza los problemas de salud de las delgadas e impone la pérdida de peso como solución universal, dejando completamente de lado la diversidad corporal y las consecuencias de esa pérdida de peso en la salud física y mental.

El IMC ha establecido una línea de corte entre la salud y la enfermedad muy sencilla, como si, en realidad, el peso fuera un factor determinante de la salud. ¿Acaso no hay personas delgadas enfermas? ¿Todas las personas gordas están enfermas? Pues no, la salud va por barrios, y hay personas sanas que son gordas, y enfermas que están delgadas. El peso no es la causa ni la salvación para la enfermedad.

Este sesgo pesocentrista hace que las personas gordas dejen de acudir al servicio sanitario cuando tienen cualquier dolencia, porque saben que recibirán consejos sobre pérdida de peso, ya sea porque les duelen las lumbares o porque tienen apendicitis. De esa forma se las culpabiliza de lo que les ocurre, y por otro lado se les niega un derecho universal como es la asistencia médica adecuada.

Usar el IMC tiene consecuencias en las políticas de salud pública, ya que permite a organizaciones como la OMS (Organización Mundial de la Salud) lanzar campañas «sobre la epidemia de la obesidad», que ponen el foco en el peso, en vez de ofrecer políticas de salud pública que brinden una alimentación saludable y acceso universal a servicios médicos. Dichas campañas ni se centran en conductas saludables ni en la prevención de los trastornos de la conducta alimentaria. Y, de nuevo, niegan la diversidad corporal.

Por supuesto, detrás de este enfoque pesocentrista hay muchos intereses económicos: toda la industria de la dieta y las farmacéuticas involucradas en la pérdida de peso. Ahora mismo el *lobby* farmacéutico está haciendo su agosto con medicamentos como Ozempic para la pérdida de peso, que, aunque funcionen a corto plazo, sabemos que a la larga no lo harán, y convertirán a sus usuarios en «enfermos crónicos», sin tener en cuenta los efectos secundarios que no dejan de aparecer y el riesgo de los ciclos de pérdida de peso, a nivel metabólico y psicológico. Preferimos una sociedad enferma pero delgada antes que asumir la diversidad corporal.

En la medicina el IMC también hace que las personas con más peso no puedan acceder a determinados tratamientos médicos, como la fecundación *in vitro* o prótesis ortopédicas.

Por otro lado, a veces acuden a consultas médicas donde no hay espacio para ellos, sillas con reposabrazos donde no caben, camillas no reforzadas, hasta del mobiliario reciben esa hostilidad que les dice: «No cabes aquí, adelgaza». Esto también ocurre en los medios de transporte, como los asientos pequeños en autobuses o en aviones, tener que pedir la extensión del cinturón para poder ir seguros... Todos estos inconvenientes ponen el foco en su cuerpo y, como no puede ser de otra manera, acaban generando vergüenza corporal.

Un cliché muy extendido es que las personas gordas no hacen deporte. Bueno, por esta regla de tres, ¿todos los delgados somos deportistas? Ya sabes la respuesta, ¿verdad? No es raro que las personas con sobrepeso se sientan muy observadas si van a un gimnasio, pues se da por hecho que acuden para perder peso, no porque les guste hacer deporte, y en muchos centros deportivos el material no está adaptado para ellas, por lo que también se les hace muy complicado moverse. Así ocurre también con la ropa deportiva; hasta hace nada en las tiendas donde todas solemos comprar no había ropa para hacer deporte más allá de la talla 46. Marcas como Nike y otras empresas como H&M lanzaron ropa de más tallaje pero que no está disponible en las tiendas físicas. De nuevo, es una realidad invisible, y si quieres comprar estos artículos, tendrás que hacerlo de forma online. No vaya a ser que una gorda pueda probarse unas mallas en una tienda deportiva...

Por supuesto, estos estereotipos los acabamos internalizando y nos los aplicamos, de forma constante nos decimos que somos unas gochas, glotonas, vagas, flojas...

Despersonaliza

Si te digo que hagas una lista con los nombres de animales que se te vienen a la cabeza como sinónimo de «gorda», entenderás muy bien este apartado.

Empiezo yo: vaca, foca, cerda, hipopótama, gocha, ballena, marrana, elefante, gorrina, morsa, osa, orca...

Esta despersonalización y su comparación con animales es una muestra de violencia simbólica que, por supuesto, discrimina y refuerza todos los estereotipos asociados. A la gente con sobrepeso se la deshumaniza, como si su tamaño corporal fuera más propio de otra especie.

La crueldad no tiene fin. «Comes como una cerda» o «Me estoy poniendo gocha» son frases que asocian el peso a la glotonería, pero también a la suciedad o la falta de control. De nuevo se relaciona la virtud con una necesidad fisiológica como es comer. Siempre recomiendo la película *Cerdita*, de Carlota Pereda, donde se muestra la violencia, el acoso y la gordofobia que sufre la protagonista. Estoy segura de que después de ver esta película dejarás de usar «cerda» para insultar, si no la protagonista se te aparecerá en sueños y no te dejará descansar hasta que dejes de aplicar el «humor» sobre el cuerpo de los demás, y sobre el tuyo.

«Estás como una vaca» o «Pareces una vaca lechera» van dirigidas a las mujeres gordas, se asocia el tamaño de su cuerpo con la lentitud y con la pesadez.

«Estás (o eres) un osito» puede parecer más cariñoso, pero volvemos a caricaturizar a las personas por su cuerpo, además de que podemos caer en la infantilización.

«Estoy a dos kilos de que me apadrine Greenpeace», «Soy una ballena», «Me estoy poniendo como una foca» son los típicos calificativos que se usan en el acoso y en los discursos de odio gordófobos. Si te los dices a ti misma puedes replicarme que lo haces desde el humor. ¡Que es una broma, mujer! Pero ¿de verdad no te hace sentir mal? ¿Se lo dirías a tu mejor amiga?

Cuando despersonalizamos de esta manera lo que se desprende es que las personas gordas no son humanas, su tamaño corporal las hace ser de otra especie, lo que fomenta la violencia sobre ellas y la discriminación.

Por supuesto, dañamos su percepción de sí mismas, porque les hacemos sentir vergüenza sobre su cuerpo. Hay que ser muy fuerte para que un comentario así no te dañe la autoestima. Esto acaba produciendo daños psicológicos como la ansiedad, la depresión y en los peores casos trastornos de la conducta alimentaria. Y, por supuesto, una autoimagen corporal negativa e insatisfacción corporal. Su cuerpo se convierte en el centro de todas las miradas, y parece que tuvieran que estar pidiendo perdón solo por existir.

Si no cuestionamos nuestro lenguaje, promovemos que la gordofobia sea algo natural, y no violencia y odio hacia las personas gordas. Es urgente revisar qué decimos y nuestros estereotipos asociados al tamaño corporal. Estamos cambiando nuestro lenguaje, lleno de connotaciones machistas, y ya no nos parece una buena idea entrar gratis a las discotecas por ser mujeres, porque sabemos que el anzuelo somos nosotras, o que «coñazo», lejos de ser algo aburrido, es una expresión machista. Igualmente es hora de plantearnos cuántas expresiones gordófobas usamos para poder corregirlas y que nuestro lenguaje sea respetuoso con todas las personas, con independencia de su cuerpo. ¡Respeto, vaya! Un básico sería una política de mínimos en cualquier empresa.

Insultarnos ha resultado una buena técnica para nada, la verdad, salvo para humillar. El que te narraré ahora es un caso real. Una madre me contaba muy sorprendida que su hija nunca había respondido bien a las broncas, y me lo decía justo después de echarle una porque no había hecho cinco comidas. Su hija se estaba recuperando de un trastorno de la conducta alimentaria con el que llevaba lidiando de manera silenciosa dos años y del que entonces su familia era consciente. A pesar de eso, ella creía que su hija no tenía ninguna dificultad para comer, y no entendía cómo no la obedecía. Al menos se dio cuenta de que regañándola solo la hacía sentirse más sola de lo que su propio TCA la aislaba.

Las respuestas que suelen darse ante un trastorno de la conducta alimentaria —como el castigo, la exclusión o la evitación— terminan aislando aún más a la persona que lo padece, lo que puede intensificar su conducta. Además, este aislamiento puede convertirla en objeto de bromas, burlas o presiones para hacer dietas con el objetivo de alcanzar un peso que quizá nunca fue el suyo ni lo será, debido a su propia corporalidad. Todo esto sin medir las consecuencias que puede tener en su salud mental y en su metabolismo.

El trato discriminatorio hacia las personas con sobrepeso causa vergüenza corporal, frustración y quizá un trastorno de la conducta alimentaria. Lo peor de todo es que se les recomendará perder peso por su salud, sin tener en cuenta que las propias dietas y este tipo de comentarios sobre su cuerpo pueden ser la causa de que esta empeore.

Mi cerebro no comprende ese afán por medir la salud en kilos, sin tener en cuenta otros indicadores, sin valorar el daño que se hace con las críticas, las mofas, lo que se asusta con problemas futuros por pesar más allá de lo que dice un parámetro obsoleto de más de doscientos años que no sirve para medir la salud individual.

Lo mismo me pasa cuando veo en las redes sociales comentarios sobre la apología de la obesidad por la foto de una mujer gorda. ¿Apología de qué? ¿De que existen mujeres gordas? Pues claro. Y delgadas, y altas y bajas, y racializadas, y con diversidad funcional. Apología de la existencia, más bien. Las redes nos han dado la posibilidad de existir a todas. Señoras y señores que se escandalizan al ver cuerpos grandes: hay tantos modelos de cuerpos de mujer como mujeres hay, y todos son válidos.

Ojalá pronto haya una apología del respeto. Ojalá pronto dejemos de considerar valiente a una mujer gorda que usa un biquini o una minifalda, y empecemos a ver que la ropa es ropa, y que no la hay de gordas ni de delgadas. Que eso también es gordofobia.

¿De verdad nos preocupa tanto la salud de la gente? Como sanitaria que soy me preocupa la salud de mis seres queridos y de mis pacientes, pero personalmente no voy haciendo encuestas de salud por la calle, por eso me sorprende tanto interés por la salud ajena.

Me cuesta creerlo, si os soy sincera. Siento que lo que no nos gusta es que la gente esté gorda; provoca rechazo y miedo, como si fuera contagioso. Y desde la atalaya de la delgadez, te permites decir cómo tendría que ser su vida y su alimentación, de la que, por cierto, no sabes nada. Quizá decir que te molesta su peso sería más honesto, pero seguramente a eso no te atreverías.

Decir «Me molesta tu peso» sería admitir que el problema no es la persona gorda, sino tu mirada.

«A la sociedad no le gusta hablar con gente gorda, ver a gente gorda, creer a gente gorda o escuchar a gente gorda», dijo en una entrevista Lyla Byers, investigadora en estudios de la gordura de la Universidad Virginia Tech.

Para mí la cultura de dieta la representa a la perfección la película *El diario de Bridget Jones*. Seguro que la has visto, pero si no, te cuento que Bridget es una periodista de treinta y tantos que tiene su propio piso en Londres, buenos amigos y consigue el trabajo de sus sueños como reportera en un noticiario. A pesar de todo esto, nos la venden durante toda la película como una mujer fracasada, principalmente porque pesa más de lo que ella desea, e incompleta porque no tiene pareja. Toda su vida gira en torno a adelgazar y a tener novio.

La realidad es que no está gorda, no debe de llevar más de una talla 42, cuando en España la más habitual entre las mujeres es la 44. Hace veinte años nos mostraron a Bridget como una mujer gorda, cuando no lo era, que tenía que adelgazar si quería ser amada. No imagino cómo debieron de sentirse las mujeres que entonces pesaban más cuando se nos mostraba a la protagonista como una mujer que necesitaba perder peso con urgencia.

Cuando Bridget quiere adelgazar se pasa el día comiendo lechuga, pesándose, quemando calorías en clases de *spinning*, y todo lo que sea bajo en calorías que se te ocurra. En cambio, cuando se supone que no cuida su alimentación solo se alimenta de tarrinas de helado tirada en el sofá y bebe bastante vodka.

Es decir, la versión más «gorda» de la protagonista es alguien que se pasa el día en el sofá comiendo helados y sin hacer nada de deporte más allá de ir de la cama al sofá. Y cuando decide «cuidarse» se maltrata pasando hambre, haciendo deporte y cenando lechuga sin aliñar. Todos los estereotipos que se aplican a las personas cuyo tamaño corporal no encaja en el IMC: son perezosas, no se cuidan, no se mueven del sofá y, por supuesto, se alimentan solo a base de ultraprocesados.

Así hemos crecido, asumiendo que una mujer que lo tenía todo era una desgraciada porque alguien dijo que estaba gorda, sin serlo, y que para ser vista, válida y digna de amor tenía que adelgazar y tener pareja, obviamente masculina, para que su vida dejara de dar lástima. También nos colaron ahí la validación masculina. Incluso cuando él se declara le dice a Bridget que le gusta a pesar de su apariencia. ¿A pesar de su apariencia? (Espero que lo hayas leído casi gritando). Sueño con que Bridget, en la actualidad, le mandara a hacer puñetas, pero en ese momento ella baja la cabeza, agradecida de que vea belleza en la otredad. Él, un ser superior, se ha fijado en una mujer que no pesa cincuenta kilos (tampoco muchos más), no es precisamente callada y no hace alarde de lo que nos han dicho que es la feminidad.

Pero casi son peores sus «amigos». Cuando ella les cuenta lo de Mr. Darcy, estos le preguntan si no la prefiere más delgada y con la nariz más chata. Aparte de ser comentarios tremendamente violentos e insultantes, el poso que dejan es que para ser dignas de amor debemos tener un determinado cuerpo. Esto nos hace crecer en hipervigilancia con nuestro aspecto. Es más importante que nuestro cuerpo les guste a los demás que nuestra propia existencia en él.

Yo no soy psicóloga, pero bajo mi punto de vista es como si nos hubieran partido en dos, han conseguido disociarnos de nuestro propio cuerpo y este tiene un fin estético de complacencia de los demás. Nuestro cuerpo está bien en la medida en que encaje en los cánones, no en la medida en que nos permita vivir ni en su funcionalidad ni en lo que nos deja hacer.

La cultura de dieta nos desaloja de nuestra propia casa, nuestro cuerpo, para ponerla en un escaparate, hasta el punto de que lo sentimos cualquier cosa menos nuestro hogar.

Al final, lo que queremos todas es pertenencia, amor, que nos vean y que nos quieran.

La cultura de dieta es su viva estampa, una mujer que haría cualquier cosa por estar más delgada y por ser vista, por ser un objeto de deseo y no tanto por ser la que desea. Siempre hambrienta y en guerra con su cuerpo. Irá de dieta en dieta deseando lograr ese cuerpo inalcanzable y peleará por mantenerlo, siempre en restricción con la comida. Porque al final lo peor que nos puede pasar a las mujeres es estar gordas; cuanto más gordas, menos se nos ve, como dice Roxane Gay, la autora de *Hambre*. Y así es como pasamos la vida deseando otro cuerpo para hacer todo aquello que queremos. Y cuando llegamos a los cuarenta nos damos cabezazos contra la pared al ver las fotos de cuando éramos unas crías y recordar lo mal que nos veíamos. Y se nos viene a la cabeza todo lo que dejamos de hacer por la dichosa talla 38, o las estrías, o las piernas gordas, los michelines... Todo eso que nos atormentaba ahora no lo vemos, y pensamos: «Pero ¡qué estupidez, si era monísima!». El daño ya está hecho y esos años no vuelven, pero no olvides que tampoco volverán estos.

Como mujer también lo he vivido , aunque he estado delgada siempre, pero me he pasado muchos veranos en pantalones pitillo negros porque no me gustaban mis piernas. No hace ni diez años que esto ya no me pasa y mi vida es mejor, me niego a morirme de calor, he trabajado en mi aceptación corporal y no te digo que me encanten mis piernas, pero tenemos una buena relación a pesar de lo que las he maltratado haciéndolas pasar calor, escondiéndolas y diciendo que eran horrorosas. Bajo ningún concepto voy a castigarme ni un verano más.

Como dice Naomi Wolf: «Una cultura obsesionada con la delgadez femenina no está obsesionada con la belleza de las mujeres, está obsesionada con la obediencia de estas. La dieta es el sedante político más potente en la historia de las mujeres: una población tranquilamente loca es una población dócil». (Wolf, 1990).

Un ejercicio que uso en consulta y que resulta muy potente es que escribas todas esas putadas que le has hecho a tu cuerpo. No escatimes en detalles, cuéntatelo con la crudeza que tiene. Los humanos estamos hechos para la supervivencia, por muy evolucionados que nos creamos no somos más que unos monos 2.0, por eso tu cabeza tenderá a olvidar y a minimizar lo mal que lo pasaste. No lo permitas, cuéntate cómo fue tener ese peso, cómo fueron esos veranos en los que salías del agua y te cubrías de inmediato con la toalla, por qué no comías apenas nada delante de la gente y luego acababas dándote un atracón a escondidas en casa.

Hazlo para que, aunque duela, desde ahí puedas trazar unas líneas rojas por las que nunca volver a pasar.

3
¿CÓMO SE PROMUEVE Y SE PROPAGA LA CULTURA DE DIETA?

La cultura de dieta se perpetúa y se propaga de muchas maneras. Los medios de comunicación son un claro ejemplo de ello. Cada año por Navidad nos dicen cómo perder esos kilos que vamos a ganar en las fiestas, y después de Semana Santa ya nos avisan de que hay que empezar con la operación biquini. Cuando estaba en la veintena había una revista de cotilleo que criticaba cómo iban vestidas las famosas y señalaba partes de su cuerpo porque tenían celulitis, arrugas o cicatrices. Marcaban la zona de la que querían mofarse y la rotulaban con un «**AARG**», así, en negrita y en mayúscula, para que todos viéramos su «fallo». He de reconocer que en esos momentos, cuando caía en mis manos una de esas revistas y veía que mi adorada y admirada Kate Moss tenía celulitis, me sentía bien, tan humana como ella.

Ahora sé que esta revista tenía una actitud misógina y que ejercía violencia sobre el cuerpo de las mujeres, las cosificaba y nos las mostraba como si fueran un jarrón que colocar en la estantería. Y sí, por si algún hombre me lee, en estas revistas se los criticaba también a ellos, solo que en una proporción ínfima. Estaba dirigida a nosotras, y el blanco de la crítica también éramos nosotras.

Ahora a las revistas femeninas y a los medios de comunicación se les suman las redes sociales, donde puedes ver a cualquier hora y contado por cualquiera cómo adelgazar o trucos para tener menos tripa, y donde se promueven retos y modas absurdas y peligrosas para la salud, como ese espacio entre los muslos, el *thigh gap*, un signo de delgadez.

Es necesario identificar estos medios y dejar de verlos o seguirlos si están en las redes. Es imposible que no nos comparemos y no volvamos la mirada hacia nuestro cuerpo ante tanto mensaje. Nos dicen cómo debería ser nuestra tripa, las cejas, las piernas, qué ropa ponernos si somos altas, bajas o si ya peinamos canas. Es una presión continua a la que nos someten, y si no echamos el freno y estamos atentas, se nos cuela cada vez que miramos el teléfono móvil.

La cultura de dieta tiene un pilar fundamental que es la presión estética, y que, además, creo que es el brazo ejecutor de esta. Te cuento más.

Presión estética

Es una exigencia social y estructural para adaptar nuestro cuerpo a unos determinados ideales físicos que están relacionados con la belleza canónica. La presión estética la sufrimos en especial las mujeres; aunque también se da en los hombres, por suerte para ellos ocurre en un porcentaje muy bajo. Y, además, sobre ellos la ejercen otros hombres.

La cultura de dieta y la presión estética nos desproveen de integridad, hablan de cómo debe ser nuestro cuerpo como si fuera un objeto y no miden el impacto que tiene la crítica corporal continua. Nos tratan como a vasijas vacías, y no como personas completas.

Fomentan que el valor personal depende de la apariencia física, proponen cánones de belleza poco realistas e imposibles de alcanzar, a la vez que reniegan de la diversidad corporal.

La presión estética nos dice que debemos ser delgadas, pero no demasiado; altas, pero no más que un hombre medio. Debemos tener dentadura perfecta, dientes blancos y gesto siempre sonriente, piel blanca sin marcas ni arrugas ni granos ni cicatrices, vello corporal inexistente, cintura marcada, pecho generoso o no en función de las modas. En cuanto al cabello, se prefiere el pelo liso a poder ser, si no date cuenta de que el movimiento *curly* es muy reciente, y eso que mujeres con el pelo rizado ha habido siempre. En definitiva, la presión estética nos quiere sin estrías ni celulitis, con abdomen plano, brazos finos y piernas delgadas y largas; disponibles y maleables, y preferiblemente frágiles. Vamos, que las mujeres no le gustamos.

Esta exigencia constante que se nos transmite a través de la publicidad, los medios de comunicación y las redes sociales tiene como consecuencia la continua insatisfacción corporal, la vergüenza por tener un cuerpo que vive, se arruga, crece, cambia y envejece. Nos induce a tratamientos estéticos y cirugías innecesarias para alcanzar ese ideal, nos predispone a trastornos de la conducta alimentaria y nos hace vivir en guerra con nuestro cuerpo.

Esta insatisfacción es muy rentable para el sistema, ya que seguimos gastando mucho dinero en estar lo más cerca de ese modelo imposible.

La socióloga Esther Pineda G. habla de la violencia estética como el medio estructural por el que la presión estética se normaliza. Según ella, esa violencia se sostiene sobre un único modelo corporal y se manifiesta con el rechazo o el aplauso social según las mujeres se acerquen o se alejen a ese canon.

Esta violencia se sostiene sobre los siguientes pilares:

- **Patriarcado:** El cuerpo de las mujeres sigue pasando por la aprobación masculina.

- **Capitalismo:** La inseguridad corporal es una vía de consumo constante.
- **Racismo:** Impone los ideales de belleza blancos.
- **Edadismo y capacitismo:** Va en contra de la edad, promueve siempre cuerpos jóvenes y no existen las distintas funcionalidades.
- **Medicalización de la apariencia:** Se confunde la belleza con la salud, y eso supone una patologización.

Ensalzar y aplaudir la delgadez

Deja de halagar la delgadez, no felicites a alguien porque ha perdido peso. Lo que voy a contarte es muy triste, pero es real. Una vez una paciente que había pasado por un cáncer muy agresivo me dijo que prefería volver a pasarlo a engordar de nuevo.

Se premia y se aplaude tanto la delgadez que no importa de dónde venga: de un cáncer, de una depresión, de un despido... Da igual mientras estés delgada. La violencia que se ejerce sobre las mujeres que tienen un cuerpo más grande hace que muchas de ellas hayan deseado tener alguna enfermedad que las haga adelgazar, han soñado con cortar trozos de su cuerpo para encajar.

En esta última ensoñación creo que todas hemos participado: tener una pistola láser que nos pula como a diamantes en bruto hasta dejarnos con ese cuerpo ideal, ese que podríamos tener si nos esforzamos lo suficiente.

Enrique Aparicio, guionista y escritor, escribió: «Ser un niño gordo y marica había arrasado mi salud mental, y me había convencido de que no merecía ser querido. Siempre ansioso, siempre ahogado por la vergüenza y la culpa. Yo no dejaría de ser marica ni por todo el oro del mundo, pero pagaría por dejar de ser gordo» (Romero, 2023).

Él, que había sido el niño gordo en un pueblo de La Mancha, pensaba —ilusamente— que cuando se fuera de allí y viviera en Madrid, la capital, todo eso quedaría atrás. Pero de nuevo se encontró con el mismo estigma, con la misma mofa y burla que en su pueblo. Al final, ser gordo era un precio que pagar con vergüenza e insatisfacción corporal.

El juicio y la crítica hacia los cuerpos

Otra manera en la que se manifiesta la cultura de dieta es la crítica constante al cuerpo de los demás. Deja de juzgar el cuerpo de la gente y, sobre todo, no hagas comentarios sobre él, no sabes por lo que puede estar pasando esa persona. Es importante que tampoco lo hagas con el tuyo propio si quieres una convivencia más amable, pero esto lo veremos más adelante.

En mayor o menor medida, todos sabemos cómo es nuestro cuerpo, pues tenemos espejos en casa. El cuerpo de las personas no es un buzón de sugerencias donde dejar tu opinión sin que tenga ninguna consecuencia sobre la persona. De hecho, muchos comentarios sobre el cuerpo pueden ser detonadores de conductas de riesgo, y sin duda crearán malestar en quien los recibe. En la consulta he oído cientos de veces cómo aquel comentario de un familiar, un amigo o un profe de gimnasia ha condicionado la relación de la paciente con su cuerpo desde aquel momento. Y tú, ¿recuerdas el primer comentario que te hizo saber que tu cuerpo no estaba bien? Estoy segura de que no eres capaz de olvidarlo.

Deja de decir cosas como: «Qué pena, con lo guapa que eres de cara», «Qué bien que has engordado un poquito, estabas feísima», «Qué mal te ha sentado la maternidad, ¿eh?», «Desde que has adelgazado tienes cara de acelga», «Qué asco das, saco de huesos»... Aplica la ley de los cinco segundos: aquello que no se puede cambiar en cinco segundos no se dice. ¿Se puede adelgazar en cinco segundos? ¿Puedes estar más morena en cinco segundos? ¿Puedes tener menos tripa en cinco segundos? ¿Verdad que no? Hazte estas preguntas antes de valorar el cuerpo de alguien. Y si lo que vas a decir sobre él no se puede modificar así de rápido, espero un silencio sepulcral de tu parte. Pero eso sí, si alguien tiene algo entre los dientes, díselo, que eso nos da vergüenza y sí lo podemos cambiar en cinco segundos.

Las famosas fotos del antes y el después

Estas son una herramienta clásica de la cultura de dieta. Transmiten el mensaje de que hay un cuerpo más válido, más saludable que otro, y ese siempre es el delgado. Pero lo cierto es que no sabemos nada sobre la historia de esa persona: desconocemos si la pérdida de peso fue voluntaria, si está deprimida o si atraviesa una enfermedad como un cáncer. Lo único que importa, según ese enfoque, es que ahora pesa menos. Para mí esto es una *red flag*. Y mira que he cometido torpezas de las que nos hablaban en la carrera, pero nunca he caído en esta: jamás me he promocionado mostrando los cambios corporales de mis consultantes.

Me atrevo incluso a decir que si vas a un nutricionista o a un endocrino y ves este tipo de contenido en su consulta o incluso en sus redes sociales, lo mejor es que salgas corriendo. Lo mismo si se trata de una entrenadora o un entrenador que solo muestra cuerpos «transformados» que siguen un mismo patrón. Porque si no hay espacio para la diversidad corporal, si solo se celebra una forma de habitar el cuerpo, ese no es un lugar seguro. Ni para ti ni para nadie.

La operación biquini

Otro clásico de la cultura de dieta es la famosa operación biquini. Que reciba este nombre no es casual, pone el foco en nuestro cuerpo, el de las mujeres, pues si quisiera presionar tanto a hombres como a mujeres se llamaría «operación bañador». La operación biquini resulta misógina, ya es hora de llamar a las cosas por su nombre.

Después de la Semana Santa se da el pistoletazo de salida a la operación biquini. Desde ese momento todo es válido para llegar lo «mejor» posible a tus vacaciones. Como si en vez de descansar fueras a desfilar por la playa. De nuevo nos encontramos ante una herramienta de presión que devuelve la mirada sobre nuestro cuerpo, nos dice de manera poco sutil que hay un determinado cuerpo con el que ir a la playa, así que no te atrevas a mostrar el tuyo tal cual es sin hacer dieta antes. Me parece increíble. No me escondo, es algo que me enerva. Como ya te he contado, como mujer también he caído en todo esto, también he hecho la operación biquini para llegar al verano como las revistas y la moda exigían. Te aseguro que desde que conozco esta trampa no hago nada especial antes de irme de vacaciones, más allá de preparar la maleta, y nada me da vergüenza de mi cuerpo. Los únicos que deberían tenerla son los que nos han hecho sentir así durante décadas.

Precisamente la playa me parece el sitio más democrático, pues estamos todos semidesnudos, despeinados y sin filtros, más allá del solar, espero. Y somos así, tal cual, ¿dónde están esos cuerpos tan esculturales? Si miras alrededor estamos todos igual, llenos de arena y sal.

Me parece una broma del capitalismo que como trabajadoras también tengamos que cumplir con un currículum corporal para ser merecedoras del descanso.

Deja de revisar esas noticias que hablan de trucos para bajar de peso de cara al verano, de cómo conseguir el bronceado ideal o cómo disimular las estrías. Estar recibiendo esas consignas de forma continua hará que creas que tu cuerpo necesita mejorar, ya que este tipo de mensaje siempre fija la mirada en nuestro cuerpo para decirnos que está mal o que podría estar mejor si nosotras quisiéramos y nos esforzáramos.

La realidad es que, aunque tú y yo comiéramos lo mismo, hiciésemos el mismo deporte y tuviéramos hábitos de vida similares, no tendríamos el mismo cuerpo. Y eso es perfecto, la diversidad existe, y en ella todos los cuerpos son válidos. Nuestro cuerpo no debería ser igual al de ninguna mujer, no nos hemos escapado de una fábrica de muñecas Barbie.

La ropa de talla única

Esta es otra táctica que promueve la cultura de dieta. Se trata de un modelo estándar en el que tenemos que entrar sí o sí, y si no nos sirve, pues no hay más opciones. La cultura de dieta nos ha enseñado que hay tallas que están bien y otras que no tanto, pero, además, la ropa de talla única incide en que solo hay un tipo de cuerpo posible.

Es la ropa la que debe adaptarse a nuestro cuerpo, y no al revés, pero me atrevería a decir que tú también has pasado muy malos tragos en un probador.

4

DE DIETA EN DIETA Y TIRO PORQUE ME TOCA. ¿ERES UNA DIETANTE CRÓNICA?

La cultura de dieta nos ha metido en la cabeza que la única manera de cuidarnos es hacer régimen y que aquella que no lo hace no cuida su alimentación. Pero ¿estamos seguras de eso?

Hay un periodo entre dieta y dieta en el que te permites comer aquello que no has podido comer durante el régimen, y sientes muchísima ansiedad. Si la restricción ha sido muy severa, aunque no pasaras hambre con la dieta puedes estar todo el día pensando en comida, e incluso soñar con ella. No estoy exagerando, es algo que pasa y que muchas mujeres han experimentado. Es muy común en personas con trastornos de la conducta alimentaria que los sueños tengan que ver con la comida que no comen.

Debido a la restricción, subes de peso o incluso recuperas más del que habías perdido, así que decides iniciar una nueva dieta. A veces se retoma la anterior, pero ya no te funciona de la misma manera, así que hay que probar algo nuevo.

La primera dieta te funcionó muy bien, cómo no, ya que el cuerpo no sabía que se enfrentaba a una hambruna programada de primeras y con mucho esfuerzo por tu parte se adaptó bien y fue más o menos llevadero. Pero cuando esto se hace costumbre ya no funciona igual, no pierdes peso, el cuerpo se resiste a pasar de nuevo por un periodo de carestía. Además, a nivel psicológico, te vas llenando de normas y miedos que arrastras de cada una de las dietas que has hecho a lo largo de la vida.

Si estoy describiendo tu vida, siento decirte que has tenido una trayectoria de dietante crónica. Pero no te preocupes, tiene cura.

A este peregrinaje de dieta en dieta, alternando periodos de «descanso» con otros de régimen, la ciencia lo llama «permarexia». NO es un trastorno de la conducta alimentaria reconocido, aunque sería bastante cínico que lo contemplaran, ya que a la gente con más peso es lo que siempre les recomiendan, hacer dieta. Equivaldría a desarrollar un trastorno ocasionado por seguir las indicaciones «saludables». Primero se patologiza el peso sin saber absolutamente nada de la salud de esa persona, y luego se la trata por seguir las indicaciones dadas, pero ya como una enfermedad mental. Un órdago al sentido común.

Pasarte la vida a dieta es una manera de decirte que no estás bien, y de darte normas con las que vivir. Si no hago dieta, ¿qué hago? Siento decirte que comer sano es bastante sencillo. Todos nacemos siendo los cachorros más indefensos del mundo animal, y salimos adelante comiendo de manera intuitiva y a demanda. Es cuando metemos la cabeza, la nuestra o la del entorno, en el asunto que todo empieza a ir mal.

A veces en consulta me piden que les diga qué hacer. A esto suelo responderles que ya no soy esa nutricionista, no voy a darles unas normas y una dieta para que se metan en ella con la finalidad de encajar, para volver a desatender sus necesidades fisiológicas. Lo que sí haré será guiarlas y acompañarlas, pero no busco que me obedezcan. Yo puedo saber mucho de nutrición, pero es imposible que sepa más sobre su cuerpo que ellas mismas.

No tengo ni idea de cuándo tienen hambre, ni sé si están cansadas, si prefieren el salado o el dulce, o si se han acostumbrado a comer comida insípida, a no tener nada en casa mínimamente apetecible para no despertar a esa bestia parda que creen llevar dentro. Eso lo descubrirán ellas, y yo las acompañaré en el viaje.

Los autores Polivy y Herman realizaron un análisis en el que proponían que los atracones resultan de promover la adopción de un estilo de alimentación regulado cognitivamente, pero no de forma fisiológica. Seguir dietas hace que quienes se ajustan a ellas sean mucho más vulnerables a la desinhibición y, por tanto, a la sobrealimentación (Polivy y Herman, 1985).

Los dietantes crónicos buscan mediante el control en la comida ser capaces de dominar otras facetas de su vida sobre las que, como humanos, no tienen absolutamente ningún poder. Hacer dieta se convierte en una especie de evasión y anestesia de la realidad. Es común que se hagan dietas de lunes a viernes, cuando la rutina nos ayuda más a seguir una estructura, y los fines de semana se conviertan en periodos de excesos y descontrol, para volver a la dieta el lunes, bien llenas de arrepentimiento y culpa. Así, dividen la semana en dos modelos alimentarios, uno en el que se restringen en nombre de la salud y otro en el que se exceden por todo lo que les va a quitar la dieta en pos de su «bienestar». Se trata en definitiva de un bucle infinito de culpa y desazón.

Hacer dieta de manera repetida acaba provocando daños metabólicos y psicológicos, se crea esa sensación de frustración por no ser capaz de seguirla y, por supuesto, una malísima relación con la comida y con el cuerpo.

Las dietas restrictivas son uno de los factores de riesgo más influyentes en el desarrollo de los trastornos de la conducta alimentaria. No es que las dietas provoquen TCA, pero son un detonante muy importante que debe tenerse en cuenta.

Un estudio publicado en el *Jornal of Eating Disorders* (Barakat, *et al.*, 2023) hizo una revisión de los factores de riesgo en el desarrollo de los TCA y destacó el papel de las dietas restrictivas. No someterse a ellas puede ser un factor de prevención sobre todo en adolescentes y mujeres jóvenes.

En muchas dietas se pautan prácticas para la pérdida de peso que constituyen conductas alarmantes en pacientes con trastornos de la conducta alimentaria. A continuación te cuento algunas para que las tengas presentes:

- Beber agua, café, refrescos, infusiones o caldos cuando tengas hambre.
- Lavarte los dientes y usar colutorio para no picar entre horas.
- Masticar chicles.
- Eliminar todos los hidratos de carbono complejos.
- Ayunar.
- Utilizar el deporte como una vía de compensación de la comida o practicarlo solo para poder comer determinados alimentos.
- Controlar las calorías de los alimentos.
- Medir las porciones de comida de manera exhaustiva.
- Pesarte cada día.
- Usar sustitutivos de comidas como batidos, barritas...
- Comparar constantemente tu cuerpo con el de otras personas.

Si se consideran conductas de riesgo, lo son a todos los efectos. No se pueden pautar estas técnicas como un método de adelgazamiento, porque lo más probable es que se acabe con una relación muy tormentosa con la comida. Las conductas de riesgo lo son con independencia del peso de la persona que las lleva a cabo. Así es como han operado las dietas, prometiendo salud mientras te la restan.

Ahora la cultura de dieta se viste de moralidad, y desde el enfoque individualista llegamos a lo que se llama «salutismo».

5

SALUTISMO Y *BIOHACKING*

El salutismo es esa búsqueda de la salud y del bienestar como algo primordial en la vida, ese estado al que se llega desde el esfuerzo y la persistencia. Sin embargo, obvia los factores económicos, genéticos, sociales y ambientales que condicionan la salud. A su vez, convierte la salud en algo que conquistar, y no en un derecho que debería proteger el Estado.

La OMS define la salud como el estado de bienestar físico, mental y social, y no solo la ausencia de enfermedades. Ante esto yo me pregunto: si el alquiler se come gran parte de mi sueldo, ¿puedo enfocarme en la salud? Quizá no esté enferma, pero mi salud mental se verá muy comprometida en una situación económica precaria.

Según la visión del salutismo esto no existe, todo se ve bajo el prisma de la disciplina y a su vez genera otro estatus social, donde están los que priorizan su bienestar y autocuidado, y el resto, que sobrevive como puede. A ojos de los primeros los segundos no se esfuerzan demasiado.

La alimentación no podía perderse de vista, y una de las características de este nuevo estrato social es esa obsesión por la comida sana, eco, lo más perfecta y «limpia» posible. Cuanto más ideal es la alimentación, más inflexible y patológica resulta; te lo digo yo, que llevo quince años tratando con trastornos de la conducta alimentaria.

Sin embargo, y lo bien que se vende, ¿verdad? Cómo se ven de virtuosos y superiores, desprovistos de las miserias humanas, aquellos que son capaces de negarse al más rico dulce mientras hacen la tabla. Los convertimos en dignos de admiración por su aguante y su perseverancia, y ellos a su vez nos miran un poquito por encima del hombro. Lo cierto es que tras esas conductas solo hay miedo a la pérdida de control e hiperexigencia.

Por un lado, en esta nueva corriente con pizcas de salud y elitismo, los que tiñen de virtud la búsqueda de la salud culpabilizan a los que enferman por no tener hábitos saludables. Como si ponerse enfermo fuera una decisión, descontextualizan el acceso a servicios sanitarios, sus condiciones económicas o sociales... No hay salud que sostenga la precariedad de manera impertérrita.

Por otro, establecen listas interminables de tareas: levantarse a las cinco de la mañana para meditar, tomar chupitos de agua de mar, usar un rodillo de jade mientras se practica yoga facial, hacer sentadillas en ayunas, preparar un desayuno rico en açaí y té matcha, caminar al menos diez mil pasos, hacer entrenamiento de fuerza, escribir en un diario de gratitud, mantener el cortisol bajo control y la dopamina en niveles óptimos. Todos estos mandatos para ser la mejor versión de una misma, más saludable y productiva, nos hacen creer que la salud es una responsabilidad individual y que no tiene relación con el entorno, el nivel socioeconómico o el acceso a sistemas de salud. Y, por supuesto, crean una nueva estratificación social: los que se cuidan y los «vagos», entre los que se incluyen los enfermos crónicos y, claro está, las personas con sobrepeso. Si pesas más es porque no te esfuerzas lo suficiente; si eres pobre es porque no te esfuerzas lo suficiente. La meritocracia y el neoliberalismo disfrazados de salud me producen escalofríos.

Pero ahí no queda la cosa. Hablemos además de una nueva tendencia: la de hackear tu salud. Se llama *biohacking* y se basa en cómo piratear tu organismo para vivir más y mejor. ¡Socorro! Mediante la aplicación de prácticas y técnicas se busca mejorar el rendimiento físico y mental. En la era de la hiperproductividad cómo no sacarle el máximo rendimiento a nuestro cuerpo.

Se monitorea todo desde el teléfono o desde la muñeca, e incluso han aparecido ya anillos capaces de ofrecer las mismas funciones. Hoy en día, llevar un reloj que dé la hora pero que no nos diga los pasos que damos, que no analice las horas de sueño y su calidad, que no cuente las calorías que quemamos... es casi raro. Infinidad de aplicaciones te presentan datos que, en teoría, deberías saber si conectaras con tu cuerpo. Pero no, te los presentan como si fuera la tabla de resultados de una empresa. Toda esta situación nos sitúa cada día un poquito más cerca de vivir en la película *Gattaca*.

Por si no la has visto, en esta película de 1997 ya están en la era de la ingeniería genética, en la que se pueden elegir los rasgos genéticos de los hijos antes de que nazcan. La sociedad se establece en dos bandos, los «válidos», cuya genética ha sido seleccionada, y los «no válidos», los que vienen al mundo por el proceso habitual. Para los «válidos» hay mejores oportunidades laborales, mientras que los «no válidos» son relegados a peores trabajos y viven en constante discriminación. El protagonista es Vicent, un mortal que llegó al mundo del modo tradicional y que sueña con ser astronauta, pero ese trabajo solo es accesible para aquellos con una genética superior. Finalmente consigue ser astronauta, pero no te cuento más para no fastidiarte el final.

Estas aplicaciones pueden ser de ayuda, no digo que no. Pero también ahondan en la desconexión con tu cuerpo. ¿Para qué vas a levantarte si llevas muchas horas sentada y te duelen las piernas si ya te avisará la app de que es hora de mover el culo? Lo mismo con el sueño: no sabes si estás descansando bien, pero puedes revisar qué dice la app de marras sobre la calidad de tu propio descanso.

El *biohacking* apuesta por las terapias de frío, que te ayudan con la respuesta muscular. Por eso las redes están llenas de señores sin camiseta metiendo la cara en una ensaladera llena de agua con hielo o zambulléndose en cubas de agua helada. También apuestan por la nutrigenómica, es decir, el impacto de los alimentos en nuestros genes. Y, cómo no, confían en la suplementación para todo y para todos. Si no, dime por qué ahora el magnesio es lo más.

Esta modalidad tiene mucho tirón entre la gente que se preocupa y/u obsesiona con la salud, y que quieren evitar a toda costa el envejecimiento. Es como echarle un pulso al tiempo, a mí además me conecta con el edadismo que hay en nuestra sociedad. La vejez está mal vista, así que hagamos todo lo posible por no caer en ella.

El mayor representante de esa nueva teoría o movimiento (la verdad es que no sé cómo definirlo) es el experto en longevidad Bryan Johnson, un empresario y biohacker que publicó en 2003 el libro *Don't Die*.

El *biohacking* también promueve el ayuno intermitente y la dieta vegana, la monitorización de todos los biomarcadores y la suplementación. La comunidad científica se muestra reticente, porque, aunque sí hay estudios científicos que lo avalen, también se incurre en metodología nada científica, como la transfusión de sangre de él mismo a su padre para la mejora de la salud del progenitor.

Tanto el *biohacking* como el salutismo ponen el foco en la salud como algo individual, aluden a la responsabilidad propia y dejan de lado variables tan importantes como las condiciones sociales, económicas, ambientales y estructurales en la salud. Aparte de que convierten la salud en un proyecto vital, en un trofeo que conseguir gracias al esfuerzo y a la constancia. La salud es un premio a lo disciplinada que eres.

Estas nuevas tendencias, bajo mi punto de vista, siempre se sostienen desde el privilegio. Están ideadas por personas ricas para personas ricas. Gurús que tienen sus necesidades económicas cubiertas y pueden dedicar tiempo a su descanso, al ejercicio y tienen también ese plus de dinero que invertir en suplementos y tratamientos para detener la edad.

La salud se convierte en un imperativo moral que es posible conseguir a través de una alimentación sana y ejercicio. De nuevo genera culpa, miedo y fiscaliza las decisiones personales respecto a la alimentación y al ejercicio sin saber su contexto. Dónde quedan la salud mental, las emociones, la accesibilidad a alimentos frescos, las jornadas laborales reducidas...

Salud dicotómica que se centra en lo bueno, lo malo, lo responsable y lo irresponsable. Es el mismo perro con otro collar.

II

RECONCILIARNOS CON LA COMIDA

1
¿QUÉ ES UNA BUENA RELACIÓN CON LA COMIDA?

Ya sabes que este libro está escrito desde mi enfoque como nutricionista, pero también desde mi vivencia como mujer. Ser mujer y nutricionista es el sumun de la exigencia corporal: no valen solo tus conocimientos, sino que tu cuerpo ha de ser una muestra de tu valía profesional. Si mi cuerpo no dice que soy nutricionista, ¿qué credibilidad tendré?

Ser feminista, leer a mujeres, escucharlas y trabajar con ellas, sufrir lo que supone esa cosificación de nuestro cuerpo, la presión estética y esa jueza que nos asignan cuando somos niñas —y que empieza a vivir dentro de nosotras—, vigilando y analizando cada centímetro de nuestra piel al microscopio y cada alimento que nos llevamos a la boca. Todo ese trabajo previo ha hecho que me sienta tranquila con la comida y con mi cuerpo. No ha sido un cambio corporal. Y desde ahí trabajo, para que tu relación también sea sana, para que dejes de vivir comparándote con cada mujer que pasa, para que vuelvas a verte y empieces a tratarte con cariño. Para que dejes de posponer la vida para cuando estés más delgada.

Así que prepárate, vamos a trabajar duro para dejar de hacernos daño.

Desde mi punto de vista, las mujeres pasamos la mitad de nuestra vida avergonzándonos de nuestro cuerpo y tratando de ocultarlo. Y cuando llegamos a los cuarenta años y echamos la vista atrás comprendemos que todo estaba bien, pero que ahora estamos tremendamente dañadas.

«La salud se ha convertido en la nueva versión de la eterna búsqueda de la inmortalidad, un distintivo de honor a través del cual podemos reafirmarnos como ciudadanas responsables y dignas» (Cheeck, 2008). Y, en particular, la alimentación, al parecer controlable, se ha convertido en un arma de doble filo que nos da y nos quita salud, aislada del resto de nuestro contexto.

Nos preocupa mucho nuestra alimentación, elegir alimentos saludables y estamos siempre pendientes de la última moda en dieta y del nuevo superalimento que no puede faltar en nuestra despensa. Gastamos mucha energía y recursos en tener una alimentación sana. Pero ¿y la relación con ella? ¿Cómo es? ¿Puedo tener una alimentación saludable si mi relación con la comida no lo es? La respuesta es no, sin ningún tipo de duda.

De hecho, una buena relación con la comida tiene que ver más con lo que piensas de ella y con cómo te hace sentir que con elegir alimentos saludables o desde qué hábitos decides cuidarte. Una persona puede ser buena, amable, empática, pero si mantenéis una relación dañina, nunca será la adecuada para ti. ¿Lo ves? Pues lo mismo ocurre con la comida: puede ser sana, ecológica, bío, de kilómetro cero, pero si te relacionas mal con ella, lo siento, pero esa relación no es sana.

Pretendemos vivir de espaldas a las emociones y obviar la relación que estas tienen con nuestra alimentación, del mismo modo que influyen la cultura, la sociedad, la economía y la política.

Desde los medios de comunicación y los focos de divulgación se tiende a dar mensajes generalizados y categóricos aplicables a toda la población, pero lo cierto es que la alimentación

74

tiene que ser individualizada, acorde al contexto social, la edad y el momento vital.

Lo que es sano para ti no tiene que serlo para mí. Te pongo un ejemplo: si estás pasando por un trastorno de la conducta alimentaria y tienes terror a los dulces, que empieces a desayunar galletas es una señal de avance hacia una alimentación más saludable para ti. En cambio, si una persona desayuna siempre galletas y apenas come fruta, que su desayuno sea un *porridge* de avena es un gran avance para ella. El alimento en ambos ejemplos son las galletas, con las mismas propiedades nutricionales, pero para un individuo constituyen un avance, y para otro dejar de consumirlas con tanta frecuencia es un cambio saludable.

Un alimento puede ser sano, pero depende para quién; su consumo puede no ayudarle a mejorar su relación con la comida y empeorar su salud mental. Con esto no quiero decir que no haya alimentos nutricionalmente más interesantes que otros, pero si tener en cuenta esta información solo servirá para crear culpa por no ser tan «sano» como deberías, tal vez te haga un flaco favor considerarla.

Nuestra forma de alimentarnos solo es inocente cuando nacemos y lo hacemos de un modo intuitivo y a demanda, es decir, comemos cuando tenemos hambre y somos capaces de dejar de comer cuando ya es suficiente para nosotros.

En ese primer momento de la vida esto se ve aún más claro cuando se da el pecho a los bebés, ya que además de ser la fuente de alimento, la lactancia y el contacto del bebé con la madre desempeñan más funciones que la propia nutrición. Sirve para calmar, arropar, sostener, dormir... Desde ese momento inicial en nuestra vida, la comida determina otros vínculos y funciones que se irán repitiendo a lo largo de nuestro viaje vital.

Si has hecho muchas dietas a lo largo de tu vida, estoy segura de que has ido almacenando «tesoros» de cada una de ellas, como barritas de proteínas, bayas de goji, batidos proteicos, jugos verdes y un sinfín de cosas que de ninguna otra manera hubieras elegido por ti misma. Me cuesta creer que alguien elegiría comer bayas de goji de forma voluntaria sin antes haberle contado las mil y una propiedades dietéticas que tienen.

2

¿CÓMO IDENTIFICAR SI MI RELACIÓN CON LA COMIDA ES SANA?

Muy sencillo: si te pasas el día pensando en comida, o si para ti la comida no es algo neutro de lo que no te preocupas más que de su logística, es decir, ir a comprar, cocinar y poco más, déjame decirte que tu relación no es sana. Tampoco creo que esto sea una sorpresa para ti; tener siempre la comida en mente no augura una buena relación.

Ahora que se habla de relaciones tóxicas, sin tener en cuenta que todos hemos sido el tóxico o la tóxica de alguien, todos sabemos que una relación sana es aquella que te da tranquilidad y paz. Si la comida te mantiene en esa relación en la que te pasas todo el tiempo llorando, queriendo mandarlo todo al garete, intranquila porque nunca sabes qué va a pasar, con escasos buenos momentos, lo siento, pero tienes que sanar.

Quizá en tu historia con la comida hayas avanzado y estés en un momento en el que sientes que le dedicas menos tiempo, que no te supone tanto agobio. Si es así, te felicito, porque soy muy consciente del trabajo que has realizado y de lo duro que resulta. La meta a la que deberías llegar es un punto neutro en el que la comida no genere ni un mínimo ruido, y que sea una fuente de alimento y disfrute.

Si piensas mucho en comida, solo hay dos opciones: o no comes lo suficiente o no comes lo que quieres, o ambas a la vez.

Te propongo un ejercicio: imagina que tu energía es una pila. Divídela mentalmente en tres parcelas: tu vida personal, ocio y trabajo, y observa cómo impacta la comida en ellas.

Este es un ejemplo real. Una paciente me contó aliviada que iba a salir a cenar con una amiga y que el restaurante que esta había elegido no le gustaba nada, por lo que así no comería tanto. «¡Así no engordaré!», decía.

A ver, volvamos a tierra. Le pregunté si es que acaso le invitaba su amiga, porque no estaba entendiendo muy bien que se alegrase por pagar en un restaurante que no le agradaba como medida de adelgazamiento. «Nooo, mujer, cada una paga lo suyo», me contestó.

Yo seguía sin entender nada. Supongo que la cultura de dieta aplaudía muy satisfecha por este razonamiento.

En la siguiente consulta, me dijo: «¡Menuda faena! Me gustó todo lo que ponían, ¡estaba riquísimo! ¡Puf, me puse como el Quico!».

¿En qué mundo vivimos que preferimos ir a un restaurante y pagar por comida que no nos guste porque así no nos vamos a pasar comiendo en vez de ir a uno que sí nos guste y disfrutar?

Te pongo más ejemplos, para que veas que el problema no es solo cómo te relacionas con la comida, sino el sistema, que nos ha hecho pensar que ese debe ser el modo en que lo hagamos.

Ana llevaba todo el año ilusionada con irse de viaje a Nueva York con su familia. Era un viaje especial, porque su niña ya tenía la edad suficiente para disfrutarlo. Estaba contentísima, había planificado cada detalle para no perderse nada y que su hija lo pasara genial.

Y, sin embargo, estaba aterrorizada. En su mente, Nueva York significaba pizza y hamburguesas, y bajo ningún concepto quería volver con más peso. En su cabeza había dos cuentas atrás: por un lado, la de los días que quedaban para irse al viaje de sus sueños, para el que su familia llevaba tiempo ahorrando, y por otro, una cuenta terrorífica llena de miedo a engordar.

O Marta, quien cuidaba su alimentación porque creía que, si no lo hacía, engordaría. Por ello, no podía comer lo que quisiera; eso no era para ella. Cada domingo, preparaba religiosamente las fiambreras de la semana y se llevaba una para media mañana y otra para la merienda a la oficina. También planificaba las cenas en casa con su marido.

Por el contrario, él disfrutaba más de la comida sin ser tan rígido, y le encantaba aprovechar los fines de semana para ir a cenar a restaurantes nuevos o salir a tomar el aperitivo al bar de moda.

Marta lo pasaba bastante mal porque, aunque le gustaba ir a los restaurantes con su chico y probar platos nuevos, a la vez se sentía tremendamente culpable. Vivía en una dicotomía: los fines de semana decidía permitirse todo, tanto si le apetecía como si no. «Habrá que aprovechar», pensaba.

Un día en consulta me preguntó: «¿Y qué hago? ¿Me separo, Azahara?». Quizá yo no sea la más romántica, pero qué queréis que os diga, yo siempre estoy a favor de la gente que te propone ir a comer a sitios ricos.

Así, cada domingo se iba a la cama con el runrún y los remordimientos por haber comido. Eso sí, en la fiambrera del lunes no había ningún hidrato.

«Habrá que compensar, ¿no?», me decía con voz apesadumbrada.

Estoy segura de que conoces ese runrún dominguero que te avisa de que se aproxima el lunes y debes hacerlo todo bien: ir al gimnasio y cenar una ensalada. Algunas de mis chicas lo llaman «domingo de regordimientos». Pese al nombre cómico no me hace ninguna gracia, sino que me produce tristeza.

Dime, ¿qué importancia tiene la comida en tu vida? ¿Muchísima más de la que te gustaría? No pasa nada, reflexionar sobre esto es una manera de tomar conciencia y saber que esta relación no sale gratis. Echa la vista atrás y, si puedes, ponle fecha a cuándo tu relación con la comida empezó a torcerse. ¿Fue hace unos meses, un año, cinco, llevas así casi la mitad de tu vida?

Cualquier tiempo me parece más que suficiente para empezar a recuperar esa energía y emplearla en cosas que realmente la requieran, y de paso conquistar tu paz.

No hace falta tener un diagnóstico de un trastorno de la conducta alimentaria para tener una relación complicada con la comida.

A continuación, te lanzo unas preguntas para que puedas valorar cómo te llevas con ella. Para mí, si hay más de tres respuestas positivas, es un tema que debe trabajarse. ¿Piensas vivir de espaldas a la comida? Ya te digo que es imposible.

	SÍ	NO
La comida ocupa muchos pensamientos en tu día.		
Cuando te proponen un plan que incluye comida, te preocupa más esta que el plan.		
Te da vergüenza pedir comida para ti sola.		
Te da vergüenza comer determinados alimentos en público.		
Cuando comes con alguien esperas a ver qué se pide para decidir tú.		
Dejas de hacer planes si hay comida de por medio.		
Revisas tu cuerpo en espejos, fotos, estás muy pendiente de tu aspecto físico.		
Sientes culpa al comer determinados alimentos.		
Comparas tu comida con la de otras personas.		

	SÍ	NO
Piensas en compensar después de una comida que consideras excesiva.		
Crees que hay gente que puede comer lo que quiera, pero tú no.		
Te da miedo perder el control con la comida.		
El ejercicio es una manera «sana» de compensar las comidas.		
Has dejado de pesarte por miedo.		
Te pesas con frecuencia.		
Chequeas cómo está tu cuerpo continuamente.		
Has dejado de mirarte al espejo por miedo.		
Te comparas con cada mujer.		
Revisas si eres la que más pesa de la sala, el restaurante, etc.		
La comida te hace sentir culpa, frustración o ansiedad.		
¿Te limita la vida?		
Estás atenta a dietas, recetas y tratamientos estéticos.		
Ideas o fantaseas con cómo sería tu vida con otro cuerpo.		
¿Empeora tu calidad de vida?		
¿Intentas comer menos entre semana si tienes planes de comida durante el finde?		
¿Te produce ansiedad tener en casa esos alimentos que consideras prohibidos?		
¿No te permites comer postre, aunque te apetezca?		
¿Te castigas mentalmente si has comido de más según tú?		
¿Te dices que mañana lo harás mejor?		
¿Te mueves entre todo o nada con la comida?		
¿Comes alimentos que no te gustan solo porque los consideras saludables?		

¿Cómo ha ido? Imagino que ya te olías algo si estás leyendo este libro. No tienes por qué asustarse, la mayor parte de las mujeres hemos crecido con una muy mala relación con la comida y, como consecuencia, con nuestro cuerpo. La presión estética que nos aplasta y condena por los malditos cánones estéticos ha hecho que vivamos disociadas de nuestro cuerpo y de nuestras propias necesidades fisiológicas. La comida, que entre muchas cosas es esencial para vivir, se ha convertido en una moneda de cambio para la delgadez, así que hemos crecido haciendo cábalas sobre lo que podemos comer, dejando de lado nuestra hambre, el placer y el derecho a merecer de forma incondicional alimentarnos con lo que queramos, de forma libre y sin culpa.

3

LA GUERRA CON NUESTRO CUERPO COMIENZA EN EL PLATO

Controlar la comida mata nuestras necesidades, silencia nuestra hambre y el deseo de comer. La comida se ha convertido en el vehículo más primitivo para mantenernos insatisfechas. No seas floja y no te dejes vencer por el pan, el chocolate, los dulces o un buen plato de pasta. Si lo haces, te alejarás de los cánones estéticos y de la mirada masculina. Total, si ya estás lejos de ti misma, al menos que te encuentres lo más cerca posible de su validación.

Controlar todo lo que comemos y cuestionar si somos merecedoras de comer de forma libre hace que nos desconectemos tanto de nuestro cuerpo que ya no sabemos si tenemos hambre o no, hasta que un rayo nos atraviesa el estómago. Entonces sí, parece que tenemos un poquito de hambre.

Quizá crees que esto lo haces por ti, que realmente quieres estar delgada para ti. Hermana, yo sí te creo. Pero es que solo nos han enseñado que hay un modelo de cuerpo: el necesario para ser aceptadas y queridas. Claro que todas queremos alcanzarlo, pero quizá ya es hora de no hacerlo a pesar de nosotras mismas.

Los cánones estéticos están creados por hombres para gustar a hombres. No hemos tenido otros referentes, siempre hemos aspirado a ser mujeres cándidas que comen poco, solo ensalada y verduras; frágiles en la corporalidad y en la personalidad. Vamos, sometidas.

Una cosa que observo mucho en consulta (y también he trabajado y trabajo con hombres) es la tendencia de las mujeres a comer poca proteína, en cambio los hombres la consumen sin ningún problema. Es más fácil que un hombre se exceda comiendo proteína que no que una mujer cubra sus requerimientos mínimos.

¿Tienes alguna idea de por qué pasa esto? ¿Eres una de esas mujeres en cuyos platos la proteína es más bien testimonial?

Te cuento, querida: yo creía que era solo una observación mía, pero no. Hay ciencia detrás de este hecho, no son solo las ocurrencias de una nutricionista feminista. Una de las causas es la socialización de género y otra, cómo no, nuestra conocida y abominable presión estética.

El género, ese constructo social, cultural y psicológico, define lo que la sociedad espera de los hombres y de las mujeres. Es un concepto totalmente jerárquico, ya que nos otorga a las mujeres un papel secundario en la sociedad. Y eso que somos el 52 por ciento de la población mundial.

Esto se aprecia con claridad en los roles asignados según el género: las mujeres criamos, cuidamos, somos delicadas, risueñas, delgadas... y los hombres muestran fuerza, carácter, son más rudos, les cuesta expresar sus sentimientos, manejan el dinero, el poder.

Todos socializamos en función del género que se nos asigna, y cuesta salir de unos patrones tan marcados en una sociedad estructurada en torno a ellos.

Los estudios confirman que, debido a la socialización de género y a la presión estética, las mujeres priorizamos el consumo de vegetales y de alimentos bajos en calorías (yogures, ensaladas), y los hombres, en cambio, eligen alimentos más proteicos (carne, huevos...).

En concreto, un artículo publicado en los *Annals of Behavioral Medicine* (Wardle, *et al.*, 2001) pone el foco en la elección por parte de las mujeres de alimentos ligeros y bajos en proteínas, porque internalizan desde niñas la delgadez y la dieta. Otra publicación que me parece muy interesante (Ruby y Heine, 2012) explica cómo se ha construido la creencia de que la proteína es masculina, en especial la que proviene de la carne. Y cómo las mujeres, en función de esto, han sido dirigidas hacia alimentos más ligeros.

En el estudio se habla de alimentos más «limpios», término que se usa en el mundo del *fitness*, pero que no es más que otra etiqueta para generar culpa.

Con esto quiero hacerte ver que, hasta en algo tan básico como debería ser una alimentación sana, los roles de género, con su jerarquía patriarcal, marcan las tendencias de consumo. Nada es inocente, querida. Y no puedo evitar preguntarme por qué asustan las mujeres fuertes. Aquí dejo que saques tus propias conclusiones.

Este ha sido nuestro imaginario, y si no me crees, piensa en cuántas mujeres que no sean delgadas has tenido como referentes. Como buena hija de los ochenta solo recuerdo a una mujer con sobrepeso protagonista de una serie en la que el argumento no fuera su pérdida de peso: *Roseanne*. Si no la has visto, te la recomiendo.

A estas alturas de mi vida, me enfurece todo el tiempo que he gastado maltratándome con la única finalidad de que me miraran, de que me vieran. Yo solo podía reconocer algo de belleza en mi cuerpo si me la devolvía la mirada del otro, mientras que yo siempre me sentía insuficiente.

Entre mis consultantes suelo apelar a la rabia porque moviliza; mis chicas saben que recomiendo mucho el boxeo o, en su versión casera, dar puñetazos a los cojines del salón.

La sociedad y el sistema en los que vivimos son muy violentos con nosotras: nos dicen cómo ser, cómo debe lucir nuestro cuerpo, que seamos madres, pero que nuestro físico no lo refleje, que hagamos deporte, pero sin pasarnos, que nos hagamos mayores, pero sin una arruga, que nos mostremos simpáticas, complacientes y serviciales. Con todos menos con nosotras, claro.

Y vamos tragando. Es el modelo que nos han dicho que está bien: tragas, trago, tragamos. Hasta que se acaba convirtiendo en un pozo de tristeza y desidia que suele llevar a la inactividad. Pero la rabia y la ira, ay, amiga, estas movilizan. Así que tira de archivo, cabréate y empieza a dar hostias por todo lo que has hecho para ser esa mujer ideal.

Acuérdate de cuando estuviste una semana comiendo el sirope aquel, al borde del desmayo; cuando te pasaste cuatro días sin comer para lucir más delgada en la playa; cuando te rugían las tripas y, aun así, solo tomabas café; cuando calmabas tu hambre con cigarrillos. Recuerda cada una de esas faenas que te hiciste por ser la mujer que querían que fueras, la que debías de ser, cualquiera menos tú. Saca toda esa violencia que tragaste. Saca la rabia, y golpea.

Siempre se podía estar más delgada, más guapa, ser más simpática, más dulce, menos irónica... Todo en su justa medida. Pero no, la estética que nos han vendido no es un modelo aspiracional genuino, sino lo que nos han enseñado que está bien. Así que, si me dices que lo haces por ti, yo te abrazo, porque también estuve ahí.

Aprendemos que tener hambre está mal, tanto que ojalá nunca la sintiéramos, que hay unas determinadas horas y comidas que hacer, y que todo lo demás es un exceso, solo permitido si estás delgada. Pero ¡ojo, no te confíes! Que a la que ensanches las caderas, te retirarán rápidamente la bula papal (o más bien patriarcal).

La buena noticia es que se puede hacer las paces con la comida, aprender a disfrutarla y a vivir tranquila en tu cuerpo, aunque no te guste. De veras, confía.

Cuando voy a darles el alta a mis pacientes, siempre les pido que se escriban una carta a sí mismas sobre cómo ha sido el proceso, su vida y cómo se ven después de aprender que nada de esto tenía que ver con ellas, sino que era pura violencia estética. A veces la comparten conmigo. María fue tremendamente generosa y lo hizo. Aquí va:

Carta a mí:

Lo has hecho lo mejor que has podido. Recuerdas proyectar esa imagen de ti misma cuando eras delgada y, por tanto, ¿tenías éxito? Déjame que te pida perdón. Te pido perdón por maltratarte cuando pensaba que te estaba cuidando, por mirarte en aquel espejo de tu habitación durante tantos años y no darte un respiro, no sabía hacerlo mejor y hasta que me vi con fuerzas para tomar yo las riendas, no pude pedir ayuda. Pero déjame que te cuente más. Esa carne «extra» que tanto te preocupaba, que llegaste a odiar como nunca has odiado nada, está aún contigo, y has aprendido a vivir con ella y a darle las gracias por sacarte a pasear cada mañana, por llevarte de viaje a sitios nuevos, por hacerte disfrutar del sexo, de la comida, de los conciertos, de los ratos con amigos, del tiempo con tu familia, por tantas cosas. Estás aprendiendo a mirarla, a hacerla parte de ti, a entender que esa también eres tú y que la carne que envuelve tus órganos, tus huesos y tus músculos no tiene ninguna relación con lo que has conseguido en estos treinta y cuatro años y que, a la vez, te ha acompañado a cada paso, siendo parte de ti.

¿Recuerdas cuando te sentías tan pequeña e invisible que te preguntabas por qué nunca estabas invitada a la fiesta? Déjame que te dé un poco de ánimo y te diga que conseguiste tener amigos, elegir a tu propia familia y celebrar tus propias fiestas. Conseguiste tener amor, ser amor, y formar un círculo seguro que lleva contigo más de veinte años. Déjame que te asegure que además nunca paraste de conocer a gente y que has encontrado a las personas más increíbles cuando ya pensabas que nada podía sorprenderte. Conseguiste sentirte realizada, mirarte al espejo y mantener la cabeza alta la mayor parte del tiempo. Sentirte orgullosa de ti misma, de tu yo completa, con tripa incluida. Conseguiste tener paciencia contigo cuando no puedes con tu día y darte palabras de consuelo porque sabes que todo se calmará y te sentirás mejor.

Nada fue como esperabas, no fue mejor, ni peor, esto no va de eso. La realidad es que tu vida es lo que es, un poco de todo y un poco de nada a la vez. Siento muchísimo todas las veces que te hice de menos, que te hablé mal, que te hice sentir inferior y que sentiste que no merecías nada de lo que tenías. Siento la frustración continua por tener la sensación de no estar a la altura, cuando era yo misma la que tenía en mis manos la vara de medir. Siento que la sociedad tampoco te ayudara. Pero ahora es momento de mirar hacia delante, con todo lo que hemos aprendido, y hacer el camino más fácil para ti. Ahora es tiempo de compasión, de aliento y de mirarse al espejo sin juicio, o al menos intentarlo cada día, resetear y volver a empezar.

Es momento de ser consciente de tus sentimientos, organizarlos, analizarlos, aceptar lo que suma y avanzar.

Gracias por todo,

MARÍA

¿QUÉ SIGNIFICA PARA TI LA COMIDA?
¿CÓMO TE GUSTARÍA QUE FUERA TU RELACIÓN
CON ELLA?

Describe de forma honesta qué significa para ti la comida y cómo actúas frente a ella.
¿Te sientes libre? ¿O todo lo contrario?

¿Cómo te gustaría que fuera? ¿En qué cambiaría tu vida? ¿Qué harías? Responde de la manera más detallada y sincera posible, así podrás ver hasta qué punto tu relación con la comida te dificulta la vida. No te resignes a vivir así, por muy lejano que te parezca el momento en que consigas hacerlo de otra manera.

Te pongo un ejemplo de una de mis chicas. Para Paloma comer era una lucha. Desde niña le habían prohibido determinados alimentos que, pese a que estaban en casa, ella no podía comerlos. La razón te la imaginas: pesaba demasiado para la edad que tenía, y el pediatra le recomendó hacer dieta.

Así que, cuando tenía diez años, empezó su guerra con la comida: menús insípidos, nada de pasta ni arroz, por supuesto todos los dulces vetados y platos lo más sosos posibles, no fuera a ser que disfrutase de llevarse algo rico a la boca. Todo esto sin entender qué pasaba, solo sabiendo que, si seguía así, su salud se vería muy perjudicada. ¿Alguien me explica cómo puede entender eso una niña? Y, además, era consciente de que su cuerpo tenía que disminuir de tamaño, no podía seguir así.

En casa había dos menús: uno para todos, incluido su hermano, que era de los afortunados que son delgados gratis, y otro para ella. No puedo ni imaginarme lo que tiene que ser que te digan que esas galletas que hay en casa no son para ti porque estás gorda. Que siempre tu filete lleve un tomate de guarnición y no patatas fritas, que te sirvan el pedazo más pequeño de tarta posible, o que no te dejen repetir nunca de tu plato favorito. Sinceramente, es una crueldad.

Esto, como era de esperar, no calmó su deseo por comer esos alimentos, sino que lo sobredimensionó y empezó a ocupar un espacio enorme en su cabeza. Y, por supuesto, no dejó de comerlos, solo modificó la manera en que lo hacía y la culpa se convirtió en su fiel compañera. Comía a escondidas, con rapidez y voracidad para que no la pillaran. En cualquier sitio donde se aseguraba de que no iban a entrar mientras ella comía lo que le apetecía en su propia casa.

Lo hacía de pie, con los armarios de la cocina abiertos, donde se guardaban esos «tesoros», mientras el resto de la familia estaba en el sofá viendo una película. También aprovechaba cuando se quedaba sola en casa y se daba un festín. Cuando fue más mayor, ya adolescente y con paga, se compraba los alimentos que le prohibían en casa y los guardaba en su cuarto, en el canapé de su cama, que se convirtió en su particular alacena, donde sí podía comer lo que le gustaba.

Esto acabó en un trastorno por atracón (TPA) y en una vida llena de culpa por querer adelgazar al coste que fuera, de dietas infinitas y de insatisfacción corporal constante.

Aprendió a comer de un modo delante de la gente —siempre a dieta, eligiendo lo más sano de la carta—, y de otro cuando estaba sola. Eso sí: la culpa y el machaque mental estaban en ambos.

Es muy triste que una necesidad fisiológica como alimentarse y nutrirse pueda generar tantísimo sufrimiento. La comida es vida y sin ella esta se apaga y se vuelve terriblemente oscura.

¿Te acuerdas del ejercicio de la pila del segundo capítulo de esta segunda parte (pág. 78)? Vuelve a él, y ahora valora cuánta energía ocupa la comida en tu vida en relación con las otras áreas marcadas. ¿Un poquito menos? ¿Mucho menos? ¡Enhorabuena! Cada centímetro que le robamos a la cárcel de la comida es un gran logro, porque estás ganando libertad. Una mejor relación con la comida es un proceso largo, pero, sin duda, merece la pena.

Si has hecho muchas dietas, habrás visto cómo tu relación con los alimentos cambiaba en función de las instrucciones que tenía esa dieta. Recuerda cuando te dijeron por primera vez que el pepinillo tiene muy pocas calorías, cuántos has comido por no comer esas patatas fritas que te apetecían.

Así, poco a poco, has eliminado alimentos porque piensas que no tienes control y que no puedes permitirte tener galletas, ni patatas fritas, helados, ni unos tristes frutos secos en casa, porque te los comes. Quisiera recordarte que cuando se compra comida la finalidad es comerla, no exponerla en una vitrina de logros anoréxicos: «Aquí están las almendras fritas que compré en 1987 y que no me comí», «La chocolatina del verano pasado que ni abrí en un alarde de fuerza de voluntad». Lo siento, pero la comida es para comerla, no para adorarla, ni una medida de nuestra capacidad para resistir, para eso ya tenemos la vida, querida.

Pero aun así, si nos paramos a analizar esa situación: ¿acaso un atracón de pepinillos es más sano que uno de patatas fritas? La respuesta es **NO**, en mayúsculas, subrayado y en negrita.

Un atracón sigue siendo un atracón, me da igual que sea de palomitas o de zanahorias baby. Sé que vas a decirme que las calorías no son las mismas, que mucho mejor zanahorias que palomitas o galletas. Ya, pero ¿qué crees qué va a pasar cuando te permitas las galletas? ¿Eliges las zanahorias porque te apetece comerlas en ese momento (ojo, que no tengo dudas de que te gusten) o lo haces por evitación y miedo a las galletas? Si en tu respuesta hay más miedo que una elección real, siento decirte que un atracón es un atracón, por mucho que se vista de *healthy*.

4

LA VIDA TE DEBE MUCHAS GALLETAS

¿Alimentos prohibidos? ¿*Guilty pleasure*?

¿Placer culpable? A ver, ¿qué chorrada es esa? Comer NUNCA debería generar culpa, bueno, quizá si has robado esos alimentos, pero, si no es así, no veo el motivo. También te digo, sin ánimo de incitar al vandalismo, que con lo que han subido los precios en los supermercados tal vez no sea mala idea. Fuera de bromas y hurtos, la culpa por comer hay que dejarla atrás. La vida nos debe mucho placer a las mujeres. Así que vamos a reconquistarlo.

Sé que te puede parecer muy loco que te diga esto, pero nos han hecho creer que si comemos aquello que más nos gusta, y no son esos alimentos que toda dieta debe llevar, debemos sentirnos culpables. Esto no es más que una manera de mantenernos a raya, controladas. Por eso se le llama así: *guilty pleasure*. Bien, date ese placer y siéntete mal, para que luego lo compenses sin cenar o lo sudes en una clase de *crossfit*. Siempre hay un condicionante a lo que te llevas a la boca si tiene más calorías de las permitidas. Come, pero no mucho; experimenta placer, pero con culpa.

Así nos mantienen siempre intranquilas. Y si te permites esos alimentos y ya no sientes culpa, en vez de sentirte liberada al principio crees que te has abandonado, que no tienes solución y que acabarás en el submundo de los ultraprocesados, nadando en una piscina gigante llena de crema de cacao. No seguir sintiendo culpa y creer que no merecemos un castigo por comer lo que nos guste sin preocuparnos de las calorías se percibe como abandono, y no como la forma de cuidarnos.

Si te pregunto cuántos alimentos tienes prohibidos, tal vez me digas que ninguno. Quizá, si eres honesta contigo misma, salga alguno más. Piensa en los que no te permites de manera habitual y cuánto te gustan. O si solo los consumes en contextos socialmente permitidos, como el pastel en un cumpleaños o las torrijas en Semana Santa. Luego, dime: ¿cuántos alimentos tienes prohibidos? Aunque te los comas, ¿cuáles te generan culpa o malestar? Supongo que ahora el número habrá aumentado.

Haz una lista por escrito, la escritura nos conecta con nosotras mismas y nos hace ser más conscientes.

_____

_____

_____

Procura que esa lista sea de verdad, y que figuren en ella los alimentos que deseas, nada de sus versiones *healthy* o de elegir «chocolate» cuando lo que te prohíbes es un KitKat o una napolitana de jamón y queso. Sea lo que sea, la comida es comida, y no tienes que justificar tus gustos ni tus elecciones. Yo soy nutricionista y como sano, pero me flipan las palmeras de chocolate. ¿Y? ¿Soy peor nutricionista por ello? No lo creo, solo que no soy boba y prefiero no engañarme con un *cupcake* de calabacín y algarroba.

Una vez hecha la lista, elige uno de los alimentos, el que más te apetezca, ese que dejaste de comer en los años noventa.

Sí, supongo que lo intuyes, la única manera de superar estos alimentos y que dejen de estar prohibidos es enfrentarte a ellos. Por tanto, comerlos es una tarea que da muchísimo miedo, lo sé, estoy contigo.

Sé que piensas que cuando te compres esa bolsa de patatas fritas no podrás parar de comer y que te la zamparás toda como si fueras una aspiradora y ese será tu fin, engordarás diez kilos de golpe.

Te pregunto: ¿y por qué cuando vas a comprar no te comes el súper o la panadería al completo? Estoy segura de que hasta eres capaz de comprar dulces o *snacks* para otros y no probarlos, pero nunca para ti, porque tú no los mereces o no puedes comerlos.

Esto pasa porque tienes más control sobre la comida y sobre ti misma del que crees.

De hecho, comes así no porque te falte control, sino porque te sobra restricción. Vuelve a leerlo, por favor. Sí, querida, la vida te debe muchas galletas.

¿Cuánto hubieras dado por que tu nutricionista te dijera que la tarea de esta semana es probar esas patatas fritas que te vuelven loca hasta que las superes? Hasta que te sean tan familiares y accesibles que no te llamen para nada la atención. Pues tu sueño se ha hecho realidad, ¡aquí estoy! Y esta es tu tarea si te atreves.

Cuando hay prohibición se come desde la oportunidad, cuando hay libertad desde la apetencia. Pero para que haya libertad, debes pasar por un proceso de habituación.

5

MIRAR LA COMIDA DE FRENTE: HABITUACIÓN ALIMENTARIA

Cuando se vive en restricción con la comida, ya sea física, mental o ambas, los alimentos que consideramos «malos» se vuelven poderosísimos sobre nosotras, es como si fueran mágicos, nuestra criptonita.

En psicología, el proceso de habituación se refiere a la disminución de la respuesta a un estímulo después de una exposición repetida a este. En el contexto de la comida, la habituación se refiere a cómo nuestro gusto y nuestras preferencias por ciertos alimentos pueden cambiar con el tiempo debido a la exposición repetida a ellos.

Cuando una persona se expone de forma continua a un alimento específico, su respuesta emocional y su interés por este tienden a disminuir. Esto puede deberse a una amplia variedad de factores, incluida la familiaridad con el sabor, la textura y el olor del alimento, así como con factores cognitivos y sociales.

Pasamos a la acción:

- Retoma la lista de alimentos prohibidos que hiciste. Algunos quizá te los comas, pero si esto supone malestar, culpa o te haces la promesa de no volver a comerlos, ¡añádelos!

Esos que cuando los comes ya te estás diciendo a ti misma que esa será la última vez y que no deberías hacerlo forman parte de tus alimentos prohibidos. Es lo que se llama restricción mental, así que apúntalos en la lista.

- Recuerda, no te falta control, te sobra restricción. Cuando algo nos gusta y nos decimos que es la última vez que lo probaremos, intentamos aprovechar hasta las últimas migajas, incluso de alimentos que ni siquiera nos encantan, pero que se parecen a los que sí nos gustan. Por ejemplo: lo dulce. En realidad, solo te gustan los bizcochos, pero siempre acabas comiendo tarta en un cumpleaños, porque, a ver, es un cumple, ¿cómo no voy a comer? Pues porque no te gusta. Ojalá, con el tiempo, te atrevas a comer ese bizcocho que te encanta un lunes cualquiera para merendar, sin más ocasión especial que tu propio deseo.

En nutrición se habla del «efecto última cena», que hace referencia a la última cena de Jesucristo antes de que lo crucificaran. Cuando creemos que es nuestra última cena, comemos más de lo que realmente queremos.

El cerebro interpreta que viene una hambruna y te protege de ella, por lo que acabas comiendo mucho más. El cuerpo necesita almacenar energía ante la escasez que se avecina, te está ayudando a que puedas sobrevivir. Como ves de nuevo, de falta de voluntad nada de nada.

La dieta es nuestra particular cruz.

Seguro que te ha pasado: cuando te das permiso para comer de manera más libre —y es algo que no sueles hacer— acabas comiendo cosas que ni siquiera te apetecen. Esas patatas fritas frías que ha dejado el niño, cuando tú no te las pondrías nunca en tu plato, te las acabas comiendo tiesas, de pie junto al fregadero, mientras metes los platos en el lavavajillas. ¡Basta! No te mereces eso.

Haces habituación cada año y no lo sabes

Te cuento un ejemplo de habituación que se repite cada año y que, por tanto, eres capaz de hacer, pero seguro que no has caído.

Cuando se acercan las Navidades (en los supermercados puede ser septiembre) y compras los dulces típicos para tener en casa, se te antojan en todo momento, pues has pasado casi un año sin comer turrón, polvorones, roscón, mazapanes, mantecados, etcétera y de repente desayunas un trozo de roscón o de panetone y de postre se te antoja un pedazo de turrón. En ese momento hay un montón de dulces rondando por tu encimera y tu cabeza.

¿Y cuando llega el 2 de enero? Pues en general estamos tan hartas de dulces que ya ni nos apetecen y sobran tabletas de turrón de un año para otro.

Para las amantes del roscón, como aquí la doña, aún queda el mejor dulce de la Navidad, pero cuando sanas tu relación con la comida, créeme que no tienes que esperar al día de Reyes para comerlo.

Cada año realizas un proceso de habituación, lo que ocurre es que como es Navidad y hay un consenso casi mundial en torno a esta festividad, no lo vives tan mal. Es lo que «toca» y te expones a alimentos que te has restringido durante el año. Así, de repente el 17 de diciembre te llega la cesta de empresa a casa y la recibes casi con terror.

Pues ni más ni menos eso es la habituación, pero sin tener que comer con la familia política o ir a la cena de empresa. Tú solita, tus alimentos y dejar de creer que eres una glotona sin control.

Vamos al lío:

- Compra ese alimento, el primero de la lista o el que más te apetezca, al fin y al cabo, todos los que aparecen en ella te dan miedo. Compra una cantidad generosa, no solo un paquete, sino para tener en casa una vez se acabe. Sé que es difícil, pero luego te explico por qué resulta necesario que haya disponibilidad de ese alimento en tu despensa. Cuando vayas a probarlo, hazlo en casa, en un espacio donde puedas estar tranquila, mejor en una mesa alta, para poner más atención en ti, sin móvil ni distracciones. Pon la mesa, un salvamanteles, una servilleta, un vasito de agua; aunque parezca una bobada, es una manera de honrar que te gusta ese alimento y que siempre mereces comer. Confía en mí, te lo acabarás creyendo. Para que no hagas trampa con las cantidades, vuelca todo el envase en un bol o en un bote de cristal, así no tendrás referencias de cantidades. Por ejemplo, la bolsa de gusanitos entera, las galletas sin paquetitos individuales..., que nada te indique cuál debería ser la cantidad de consumo.

- Recuerda: la cantidad la marcará en un principio tu restricción hacia ese alimento y, cuando acabes este proceso, tu apetencia. Y aunque ahora no lo creas, no siempre te apetece helado, ni esa chocolatina con caramelo. El control volverá a ti.

- Antes de empezar a comer, respira al menos cinco veces de forma profunda, inhalando y exhalando por la nariz para activar el sistema nervioso parasimpático y que consigas relajarte.

- Implica todos los sentidos, la vista, si te gusta lo que ves, el tacto, el olor, come despacio y de forma tranquila.

- Da por hecho que las primeras veces comerás más cantidad de la que te gustaría, sigues en restricción y es completamente normal y natural. ¡No te asustes! Lo habitual es que ese alimento ronde mucho tus pensamientos, que te apetezca y que quieras comerlo muy a menudo. Pasará, pero no tires el alimento, no te lo prohíbas para determinados momentos, ni dejes de comprarlo si se acaba. Es solo el proceso de tenerlo en casa, al que no estás acostumbrada. Tu mente sigue alerta, porque sabe que tu antigua versión se lo va a prohibir en cuanto se descuide, así que intenta aprovechar la circunstancia. Aún no conoce a esa nueva versión tuya que no le prohíbe alimentos, y si la empieza a conocer, no confía plenamente en ella. «¡Amiga, me has quitado la comida rica muchas veces!», parece decirte. Lo mismo que tú, en este proceso, estás depositando la confianza en mí, al final de él, la confianza volverá a quien le pertenece: a ti, la jefa.

- No retires el alimento porque la primera vez te lo hayas comido de una sentada. Ten paciencia y entiende que es producto de años de restricción y no de falta de control. Date una oportunidad y vuelve a comprarlo y sigue con la práctica en los días posteriores. No dejes pasar muchos días cuando se te gaste y si puedes compra más enseguida.

- Cómelo cuando te apetezca, después de cenar, como desayuno, cuando sea, solo intenta comerlo conectada lo más posible a ti. Aléjate del modo automático de cuando te lo permites, ese que aplicas para no verte comiendo, porque ahora el foco es verte. Legitima que te gusta ese alimento, y que mereces comerlo sin tener que esconderte.

- Cuando este alimento no te llame nada, y puedas comerlo cuando realmente te apetezca, el proceso de habituación habrá acabado. Lo sabrás porque es posible que se te olvide que tienes esas galletas y tampoco recuerdes la última vez que las comiste.

¡Enhorabuena!

Imprescindibles en el proceso de habituación

No establezcas raciones de ese alimento que quieres normalizar. Te lo explico mejor con un ejemplo. Si en tu caso son galletas y te dices que vas a comer dos cada día, no estás haciendo bien el ejercicio de habituación. De nuevo estás instalando una norma alimentaria con la que te sientes más cómoda, siempre que sean dos galletas. Pero ¿qué pasará cuando un día no respetes esa ración? Pues lo que ocurrirá es que te comerás la caja entera, te asustarás y durante un tiempo no volverás a comprar ni a comer esas galletas. Y comenzará otra vez el ciclo de exceso y restricción.

Si decides comprarlas después de un tiempo para ver si esta vez eres capaz de comer raciones «normales» (lo normal es algo muy subjetivo y bañado por nuestra experiencia personal), cuando las comas volverá a pasar lo mismo, consumirás muchas de una sentada porque te las prohibiste durante un tiempo.

Siempre que te prohíbas un alimento, volverás a comerlo como la primera vez que hagas el ejercicio de habituación, pero cada vez con menos confianza en ti y con más frustración, porque seguirás pensando que no tienes fuerza de voluntad. Y nada más lejos de la realidad; tu cerebro sabe que se las vas a retirar, así que piensa en aprovechar la oportunidad y que te las comas todas. Si trabajas desde la habituación, tu cerebro aprenderá que no tiene que apurarse, que ese alimento está ahí para cuando tú lo desees, y entonces solo las comerás cuando realmente te apetezcan.

Lo peor que puede pasar al hacer el ejercicio de habituación alimentaria es comerte de una sentada ese alimento, pero ¿acaso eso no ha pasado ya? Claro que sí, y seguirá pasando si no aguantas el envite. Sin embargo, si aun así lo compras al día siguiente y repites esta práctica, te aseguro que ese alimento dejará de engancharte.

¿Te acuerdas cuando éramos adolescentes y teníamos toque de queda para volver a casa? Cuando ya no había una hora a la que regresar, al principio nos quedábamos hasta el cierre del bar, luego dependía de cómo nos lo estuviéramos pasando y ahora nos planteamos hasta no ir.

Para dejar de comer como si fuera la última vez hay que demostrarse que no lo va a ser, y eso implica comprar el alimento y enfrentarse a él, y que siempre esté disponible para ti.

He observado que algunas de mis pacientes al poner en práctica el proceso de habituación establecen una cantidad tolerable para ellas de ese alimento. Por ejemplo: si comen galletas siempre son cuatro, si acaso alguna menos, pero nunca una más. Eso, como ya te he comentado, es hacer trampas. Si creas dosis del veneno que no te matan pero te alargan la agonía, no vale, eso no es habituación. No siempre nos apetecen las mismas cantidades por mucho que nos guste el alimento, a veces te comes cuatro galletas, otras ocho y hay días en los que las galletas ni existen. Eso pasará cuando salgan del cajón de tu alacena de los alimentos prohibidos.

Es primordial dejar de envidiar a esa gente que solo se come una galleta al día, y que consideras que por ello tienen un poder extraordinario. Esto solo muestra una mala relación con la comida disfrazada de control.

También hay que dejar de creer que lo mejor que puedes hacer es tirar esa comida a la basura. Quizá te suene raro, pero te aseguro que no lo es. Mis años de experiencia en consulta confirman que mucha gente acaba rebuscando en su propia basura el alimento que tiró.

Así que no, esa no es la solución, solo más control y restricción que perpetuarán una mala relación con la comida de por vida. E insisto: no te mereces eso.

Preguntas que seguro que te haces respecto a la habituación

- *Entonces ¿debo tener la despensa llena como un supermercado?*

En casa has de tener aquello que te gusta, además de la fruta, la verdura o las legumbres... No te preocupes, porque muchos de esos alimentos caerán en saco roto, los probarás y descubrirás que en realidad no te gustaban tanto. La prohibición y el miedo los volvía más deseables.

Cuando te acostumbras a verlos y dispones de ellos, pierden ese poder.

Estos estaban en esa lista porque cuando nos ponemos a prohibir hasta el más triste altramuz puede convertirse en un manjar del que es difícil escapar.

Y otra cosa, ¿por qué si eres insaciable no arrasas con todo lo que guardas en la cocina? Pues porque tienes control y porque esos alimentos no están prohibidos para ti. Así que para conseguir lo mismo con los elementos de la lista toca enfrentarse a ellos.

Una paciente mía, en el proceso de recuperación de su anorexia, empezó a permitirse dátiles, que, aunque eran dulces, resultaban una mejor alternativa que el azúcar refinado. Al principio no podía dejar de pensar en ellos y los comía a todas horas, lo que le producía un tremenda frustración y enfado, pues lo interpretaba como falta de control y fracaso.

Como las primeras veces se comía todos los que había comprado, luego los retiraba por un tiempo y cuando se daba de nuevo otra oportunidad y los volvía a comprar, ocurría lo mismo. Así una y otra vez hasta que por fin entendió que para superar el miedo y que dejaran de ser importantes para ella tenía que disponer de ellos siempre.

A base de tenerlos en casa y de anticipar antes de cada ingesta que comería más de lo que le gustaría, pero que no dejaría de comprarlos en ninguna circunstancia, los dátiles dejaron de interesarle.

Así, pasó a tener una convivencia plácida con los dátiles; al igual que las cebollas que estaban en su cocina, no le producían ni el más mínimo ruido mental. Como anécdota, no sé si la vida o el karma la quiso alejar de ellos y ahora le dan alergia. Sinceramente, creo que desde que se permite todos los alimentos no los echa de menos, porque claro que le gustaban, pero porque eran la opción que su TCA le permitía cuando quería comer algo dulce. Ahora cuando quiere un bollo se lo come, y no se conforma con dátiles o similares, sino que lo disfruta y sigue con su día.

- **¿Si tengo todos los alimentos que me gustan me los comeré?**

Como te he dicho antes, la idea de comprar alimentos es para consumirlos, ¿si no para qué los queremos? ¿Te los comerás de una sentada? Una vez que no haya restricción te aseguro que no.

Te pongo un ejemplo para que quede más claro: si te gusta la fruta, ¿comes cada día exactamente medio kiwi, un plátano y cinco fresas? Pues no, porque a veces no es temporada de fresas o se acabaron los plátanos y el último kiwi estaba para tirar.

Eso es justo lo que ocurrirá con esos alimentos, aunque te gusten unos días los comerás y otros pasarán sin pena ni gloria, y fin.

Ahora eres tú la que decide cuándo comerlos y en qué cantidad, no hace falta que la vida te los ponga a tiro. ¿Cómo suena ser la que manda en tu alimentación?

Autosilenciamiento y comida.
Cuando aprendemos a acallar nuestra hambre

El autosilenciamiento es un concepto psicológico que, cómo no, nos afecta más a nosotras. Aprendemos a silenciar y suprimir nuestros deseos, necesidades y emociones para evitar conflictos o para cumplir con las expectativas sociales. En relación con la comida esto lleva a una desconexión con el propio cuerpo frente a las señales de hambre, saciedad y placer al comer.

Desde niñas, las mujeres recibimos mucha presión externa para controlar el cuerpo y la comida. Está mejor visto comer poco, no mostrar voracidad ni placer y, por supuesto, estar delgadas. Así, va calando este mensaje, como lo hace el agua en la madera, y al cabo de los años, ya no hace falta que nadie nos lo diga. Ese Pepito Grillo cabrón vive dentro de nosotras.

Como ya sabrás, esto desemboca en restricción, culpa, comer a escondidas y, a veces, en conductas más complicadas con la comida.

No hace falta que los estudios lo avalen, porque estoy segura de que prácticamente todas las mujeres hemos silenciado nuestro apetito o nuestro deseo por la comida en algún momento de nuestra vida, por rozar a cambio con las yemas de los dedos el ideal de belleza.

En 2015, un grupo de psicólogos (Tylka, *et al.*, 2015) publicó un estudio donde se concluía que la presión por cumplir esos ideales de belleza y el silenciamiento de las propias necesidades corporales son factores de riesgo en el desarrollo de trastornos de la conducta alimentaria y generan dificultades en la regulación emocional. Nada nuevo bajo el sol.

6

EL LENGUAJE IMPORTA

Cuando hice la certificación de *coaching*, uno de los profesores insistía mucho en el poder de las palabras. Repetía esto: «Las palabras hacen realidades». Al principio lo entendía de forma racional, pero no lo había interiorizado. Yo me he hablado muy mal durante muchos años, he sido muy exigente conmigo misma y pensaba que no pasaba nada, que como yo me hablase no tenía importancia, que lo principal era como me tratasen los otros.

Lo cierto es que no aguanto que nadie me hable mal, no soporto las faltas de respeto, pero a mí me las permitía todas. Gracias a lo aprendido durante esa certificación y los años de terapia, comprendí que hablarme de ese modo mermaba mi autoestima y con mucho trabajo e insistencia empecé a hablarme mejor. Al menos con el respeto con el que le hablo a otros, el cariño vino después.

Cuando tu lenguaje hacia ti es negativo, te faltas al respeto, te conviertes en un sitio hostil para ti misma, alguien siempre dispuesto a echarte la bronca y que nunca te felicita por lo que consigues, no hay méritos, todo son obligaciones y «deberías».

Cada día veo en consulta a pacientes que se exigen lo máximo sin perdonarse nada, y cada cosa que logran la dan por hecha, porque, total, hacer la cosas «bien» es una obligación. Esto llevado a la alimentación hace que estemos siempre pensando que se podría comer «mejor», hacer más ejercicio, dormir exactamente ocho horas cada día... y así un listado infinito y agotador.

Cuando empezamos a trabajar juntas, Laura no consumía casi nada de fruta, no planificaba las comidas, así que comía «lo que pillaba». Quiso trabajar conmigo para poner un poco de orden en su vida, porque sentía que esa manera de manejarse con la comida le generaba mucho malestar y culpa.

Al tiempo su alimentación incluía fruta, planificaba sus menús, a veces dejaba hecha la comida para toda la semana y otras sabía qué había en la despensa, la nevera y el congelador, y sobre la marcha resolvía la semana. A pesar de todas estas mejoras y del trabajo en sus hábitos, si una semana no había planificado porque no había tenido tiempo, o simplemente porque había preferido descansar el domingo, sentía que era un desastre, que no había aprendido nada y de forma automática regresaba a la casilla de salida.

Con la nutrición se ha vendido un mensaje de perfección y meritocracia en el que la alimentación no debe adaptarse a ti y a tus circunstancias, sino que eres tú la que, de manera estoica cual teniente O'Neil, tienes que poder llevar a cabo siempre tu modelo de nutrición. No hay nada más importante que estar delgada, o por lo menos en la senda para estarlo. Ya sabes, querida: «Si yo puedo, tú puedes», «Si quieres, puedes». No me vengas con excusas: «Todos tenemos las mismas veinticuatro horas cada día», «Yo me levanto a las seis de la mañana para entrenar y hacerme la comida».

En todo momento has de planificar, comer «perfecto» según la cultura de dieta, hacer deporte, dormir ocho horas, ayunar, tomar suplementos... y toda una lista insufrible de tareas por las que cuidarse se ha convertido en un trabajo más.

Siempre les digo a mis chicas que cuanto más perfecta es la alimentación, más lejos está de ser sana, y mucho más cerca de convertirse en algo patológico. Espero que esta sea una de las frases que se te queden del libro: no aspires a la perfección, sino a unos hábitos que se puedan sostener, y, sobre todo, a que la culpa deje de sentarse contigo a la mesa.

En cuanto a los hábitos, debemos ser más un junco flexible con el viento que un nogal rígido y tan enraizado que no podrá moverse con la brisa.

Tal vez pienses: «Pero ¿qué me está contando?». Te hablo de lo mal que nos hablamos respecto a nuestro cuerpo y cómo nos reprochamos cosas tan normales como comer dulces, no hacer deporte si no nos apetece o descansar. Nos hace sentir vergüenza, asco y culpa. Y es el lenguaje cruel que empleamos con nosotras mismas el que genera estas emociones, que nos son fáciles de soportar sin quererlas purgar, compensar o silenciar.

El lenguaje de la comida también está muy viciado, todo lo ha impregnado la cultura de dieta y clasifica los alimentos en función de sus calorías como buenos o malos, sanos o insanos, comida basura, superalimentos o gochadas. Utiliza cualquier tipo de denominación salvo lo que es: comida.

Y, claro, ¿cómo vas a sentirte bien cuando comas esas patatas fritas si dices que son una gochada, comida basura o una mierda directamente? Otro fenómeno habitual es el tener que justificar por qué comes algo, o la necesidad de decir que mañana lo quemarás en el gimnasio.

De esa manera buscas oportunidades o excusas para comer esos alimentos, sin manifestar que los comes porque quieres.

El lenguaje respecto a la comida, la forma de nombrarla y las actitudes con ella está totalmente profanado.

¿Cómo poner en práctica un cambio en tu lenguaje?

- Deja de decir «guarradas», «mierdas» o «comida basura». Es un alimento, utiliza su nombre. No pasa nada, te gusta, ya está.

- No mantengas ni propicies conversaciones sobre dietas, cuerpos o comida. ¿No te parece que ya has dedicado suficiente tiempo y energía a estos temas?
- Evita el «comadreo del mal». Sí, es un término que me he inventado. En general las mujeres hablamos mucho de nuestros cuerpos, comida, deporte, todo siempre desde una perspectiva estética, nunca desde el disfrute o el placer. Si nos referimos a nuestro cuerpo, nunca es para echarle flores, sino para resaltar que estamos engordando, envejeciendo o que menudo culo estamos echando. Cuando alguna lleva a cabo este tipo de comentarios, las buenas amigas intervenimos, porque ponernos a nosotras de ejemplo es una manera de reducir su malestar y, ya de paso, hacernos daño a ambas. Seamos amigas de verdad y cuando una comience con estos temas, cortemos amablemente la conversación.
- Valida tus gustos y no te avergüences por ello. ¿Qué pasa si te gustan las palmeras de chocolate? ¿Eres peor persona por ello? Como ya te comenté, a mí me encantan. No tienes que decir que ya sabes que no son lo más sano del mundo cuando te las vayas a comer. Acepta que te gustan y no justifiques tus elecciones alimentarias. El resto del mundo no necesita más explicación. En general, a menos justificaciones, más disfrute.
- No eres una gorda porque comas unos alimentos u otros. No hay una comida ni mejor ni peor que otra. Creer que hay comida para gordos y para delgados es gordofobia; ya te hablaré de ello con mayor detenimiento más adelante. Los alimentos son comida, y se eligen por muchas circunstancias: gustos, contexto, proximidad, capacidad económica...
- Deja de ponerte excusas y decir que «ella se lo puede permitir porque está delgada». Todas tenemos permiso incondicional para comer lo que nos plazca. Sé que ahora

no te lo crees, pero repítete el mantra: «Siempre merezco comer», «Tengo permiso incondicional con la comida». Mis chicas te lo pueden decir, soy como el agua en la madera y al final el mensaje cala.

7

LA MORALIDAD EN LA ALIMENTACIÓN

Alimentos buenos y alimentos malos. Elegir el camino del bien o del mal

Una sociedad extremadamente obsesionada con la delgadez, que proyecta un único modelo de cuerpo ideal, inculcará un gran sentimiento de culpa relacionado con el placer de comer y lo asociará al pecado. De hecho, el lenguaje que se usa en consulta está claramente influenciado por la tradición judeo-cristiana y la moralidad. Llevo muchos años escuchando de boca de mis pacientes que «han pecado» cuando comen algo que les apetecía pero no se considera saludable, y me lo cuentan como si yo fuera una sacerdotisa que debe expiar sus pecados a través del secreto de confesión y unas semillas de chía.

La culpa en relación con la comida aparece en diversas culturas y contextos religiosos. Sin ir más lejos, el cristianismo, el judaísmo o el islam, las llamadas «religiones del libro», promueven el ayuno y la moderación como una forma de purificación moral elevada. El cristianismo incluye la gula como uno de los siete pecados capitales, por lo que comer mucho se asocia a la indulgencia, al pecado, a la glotonería y es moralmente incorrecto.

Entre los años veinte y cincuenta, gracias a la industrialización de los alimentos y la aparición de la cultura de dieta, la presión sobre la delgadez y la belleza se hizo más fuerte, en especial sobre nosotras, las mujeres.

Además, la publicidad, la moda y ahora las redes sociales han promocionado un modelo de cuerpo inalcanzable, lo que ha cargado aún más de culpa el acto de comer. El bombardeo continuo de las redes sociales hace que sea imposible acercarse a la comida con ojos neutros e inocentes.

Con el auge de la nutrición y de la divulgación desde las redes sociales se ha difundido que el consumo de alimentos de menor calidad nutricional es una muestra de falta de disciplina, mientras que la elección saludable representa un ejercicio de responsabilidad con uno mismo y autocuidado. Este mensaje ya estaba en la sociedad, pero las redes lo han amplificado.

Esto, por supuesto, obvia la salud mental, las condiciones socioeconómicas de las personas y su situación personal y su contexto. Establece una línea entre el bien y el mal, en la que tú decides dónde quieres estar, en el camino de la salud o en el de la enfermedad.

Un mismo alimento puede ser la opción más saludable para una persona que está pasando por un trastorno de la conducta alimentaria y que por fin se atreve a comerse ese bollo que lleva años prohibiéndose, y puede ser una opción de reemplazo para una persona que siempre desayuna bollería y que quiere empezar a comer más fruta o cereales integrales. El alimento es el mismo, pero el contexto no.

Para una familia con pocos recursos económicos, comprar un paquete de galletas para que sus hijos desayunen es la mejor opción que se pueden permitir. No siempre se eligen los alimentos teniendo en cuenta las propiedades nutricionales, el acceso a ellos, la situación socioeconómica, su relación con la comida, su momento personal y el placer son otros factores que intervienen en la elección de estos y son igualmente válidos.

Es imposible que tengas una buena relación con la comida si sigues dividendo los alimentos entre buenos y malos, así que vamos a ponerle remedio.

Te propongo un ejercicio:

1. *Redefiniendo tus alimentos buenos y malos*

- Haz una lista de alimentos buenos y malos.
- Justifica por qué crees que deben estar en esa categoría. ¿De dónde viene esa creencia?
- ¿Por qué los que has clasificado como malos lo son para ti?
- ¿Querrías incluirlos en tu alimentación? ¿Qué te aportarían si lo hicieras? ¿Cómo podrías incluirlos para que tu alimentación fuera equilibrada? (Es decir, sin compensar ni restringir).

ALIMENTOS «MALOS»	¿Quieres incorporarlos?	¿Qué aportarían a tu alimentación?	¿De qué manera puedes incluirlos en tu alimentación?	¿Qué significan para ti?
	– Sí. – Por supuesto.	– Flexibilidad. – Libertad. – Placer. – Sabor.	– Puede ser una opción más de desayuno. – Puedo incluir esa comida una vez por semana.	– Recuerdos. – Compañía. – Amor.

Recuerda que es muy posible que lo que sepas de la alimentación sean mitos, como que no se pueden cenar hidratos de carbono, que el agua con limón en ayunas ayuda a adelgazar o que el plátano es una fruta muy calórica... Por eso, estos son ejercicios que hago con mis pacientes para trabajar con información veraz, y por supuesto para saber qué representan esos alimentos para ti. Sí, me refiero a esa parte más emocional, con qué los asocias, qué te aportan, a qué o a quién te recuerdan, todo eso es importante.

También quiero que no olvides que la salud no depende solo de la alimentación, sino que es multifactorial, y en ella intervienen además la genética, el nivel socioeconómico, el ambiente, las condiciones de vida y el acceso a los recursos sanitarios. De hecho, la OMS actualizó su definición de salud como: «Estado de completo bienestar físico, mental y social y no solamente la ausencia de afecciones o enfermedades». Por tanto, somos lo que comemos, lo que pensamos, nuestras condiciones laborales, nuestro entorno, nuestro acceso a una vivienda y a un sistema sanitario.

Si la razón para no comer estos alimentos que has clasificado como «malos» es que crees que engordan, te diré que todas las comidas lo hacen, porque son energía, y como tal tienen calorías, necesarias para la vida. Ten presente que ese miedo a engordar tiene que ver más con la cultura de dieta y la gordofobia que como el alimento en sí, como veremos más adelante.

En esta línea es importante trabajar para que no haya juicio, volviendo a una alimentación más genuina y libre de culpa.

Otro ejercicio para trabajar el juicio:

2. *Comida libre de juicio*

• Registra todo lo que comas en una semana, por ejemplo, y anota qué pensamientos te vienen con la comida o con tu cuerpo.

- Observa cómo te hacen sentir, y si aparece la necesidad de llevar a cabo una acción como saltarse comidas, hacer más deporte, si te incita a restringir, etcétera.
- Reformula esas frases que te dices para poder empezar una relación más sana con la comida.
- Una vez reformuladas de forma positiva repítelas cada vez que comas estos alimentos.
- Escríbelas en el móvil o llena de pósits tu casa, haz los mensajes lo más visibles para ti. Aplica toda tu creatividad para que te acabes creyendo que la comida debe ser libre de juicios y que siempre mereces comer.
- Lo que nos decimos es superimportante, ya que nuestro cerebro no distingue si es real o no. Por tanto, a base de repetir algo, se lo acaba creyendo. Te toca hacer el ejercicio inverso, repetirte que mereces comer, que no eres un desastre por comer dulce, que solo eliges algo porque te gusta y no porque seas una glotona sin control...
- Siempre uso el mismo ejemplo en consulta para trabajar esas creencias relacionadas con la comida: cuando éramos niñas nuestros padres, abuelos, tíos o tutores nos hicieron creer que cuando se nos caía un diente, si lo poníamos debajo de la almohada por la noche, venía un ratón que se lo llevaba y a cambio nos dejaba dinero o un regalo. Es una historia que si la piensas como una adulta resulta tremendamente turbia, pero como niños estábamos deseando que se nos cayera un diente para que viniera el ratón y descubrir a la mañana siguiente qué nos había dejado. Hasta había niñas que decían que lo habían visto, igual tú eres una de ellas. Pues ahí está, creer que mereces siempre comer no va a ser más inverosímil que un ratón que almacena dientes de niños desde hace años, pero lo acabarás creyendo.

DÍA DE LA SEMANA							
Comida	L	M	X	J	V	S	D
DESAYUNO **Hora**	Un café con leche.					Café, un cruasán y 3 galletas.	
MEDIA MAÑANA Hora	Un trozo de bizcocho en la oficina.						
COMIDA Hora	Ensalada mixta y filete de pollo a la plancha.					Pasta carbonara.	
MERIENDA Hora	Picos, almendras y aceitunas.						
CENA Hora	Tomate con burrata y 3 onzas de chocolate.			Pizza.			
PENSA-MIENTOS	«Si sigo comiendo así me voy a poner como una foca».	«Comí más de lo que debía, soy débil».	«No tengo fuerza de voluntad».	«No puedo comer así».		«La he vuelto a liar, no tengo remedio».	

Otros ejemplos de pensamientos en los que se puede incurrir (además de los que ya aparecen en la tabla) al realizar este ejercicio son los siguientes:

- «No paro de comer, me doy asco».
- «Siempre hago lo mismo».
- «No debería comer esto».
- «Desde mañana hago dieta estricta».
- «Nunca consigo lo que me propongo».

118

Cuando propongo estos ejercicios siempre aparece el miedo a comer de una manera «descontrolada» y sentir que, si no hay unas normas que te prohíban los alimentos, jamás pararás de comer. Y yo te pregunto: si ya hay unas normas y te las saltas, ¿por qué seguir insistiendo en ellas, por qué buscar más restricción y castigo? Quizá lo que necesitas es libertad. Y elegir desde ella, con la responsabilidad de cuidar de tu salud y entendiendo tus circunstancias, contextos y tu relación restrictiva con la comida. Nos han dicho tantas veces que no podemos fiarnos de nosotras mismas que nos hemos desconectado de nuestro cuerpo y asumimos normas externas sobre nuestra hambre, apetencias, antojos y descanso.

Si no hubiera alimentos prohibidos, los comerías solo cuando te apetecieran. Seguramente pensarás que eso no funcionaría para ti porque entonces estarías comiendo patatas fritas todos los días, pero la realidad es que no sería así para nada. Llegaría un punto en el que ese alimento no te diera para más y, aun pudiendo comerlo a todas horas, elegirías no hacerlo. Pero no porque engordara o porque no fuera saludable o fuera demasiado calórico, sino porque no querrías. Te lo repito de nuevo: no comerías patatas fritas todos los días porque no querrías. Ese es el punto al que hay que llegar. Sí, el camino da miedo, pero te ofrezco mi mano, para que sea lo menos tormentoso posible.

Puede que te entren las dudas de que si haces esto vas a engordar, y lo entiendo perfectamente. Pero es que no hay nada que asegure que vayas a engordar o a adelgazar. Es un clásico en consulta, pacientes que me preguntan cuánto van a subir de peso, en cuánto tiempo, si van a adelgazar..., como si yo tuviera una bola de cristal para ver el futuro. Créeme que si la tuviera ya habría consultado el número del premio gordo de Navidad y quizá escribiría esto desde las Maldivas. Bromas aparte, estoy segura de que estos años haciendo dietas una tras otra has subido de peso, y que ahora pesas lo mismo o igual que cuando hiciste dieta por primera vez. Incluso lo más seguro es que no tuvieras sobrepeso, ¿me equivoco?

El miedo a engordar solo hace que repitas esas conductas que te alejan de una relación sana con la comida y, para colmo, no te ayuda con tu objetivo, que seguro que es adelgazar o al menos no engordar. Te lanzo otra pregunta, ¿por qué los cambios corporales están bien vistos solo si conllevan la pérdida de peso? Subir de peso es un cambio corporal también, pero la cultura de dieta y la presión estética nos han convencido de que está mal, al igual que envejecer.

El cuerpo cambia constantemente, si quieres comprobarlo no tienes más que mirarte en un espejo al comenzar el día, y repetir la misma acción al final de este. Por la noche estarás más hinchada, tendrás más ojeras, la tripa más abultada, puede que notes las piernas cansadas y tengas los tobillos hinchados... y todo esto, en unas horas, imagina a lo largo de toda una vida.

El cuerpo está en constante cambio y no se puede detener, es el precio de estar viva. Sobre lo que sí puedes decidir es sobre cómo quieres vivir, en una lucha eterna con tu cuerpo y sintiendo culpa por cada bocado que te llevas a la boca, o de forma libre, cuidando de tu cuerpo y, sobre todo, respetándolo. Yo lo tuve claro, por desgracia para mí, mucho más tarde de lo que me habría gustado. Y tú, ¿qué piensas hacer?

El modelo de belleza vigente se caracteriza por idealizar un cuerpo delgado, sobre todo en los países y entre las clases sociales donde el acceso a los alimentos no representa un problema. Sin embargo, se ha observado que, incluso cuando en el país de origen no se asocia la delgadez con la belleza, al migrar a contextos donde el imperativo es un cuerpo delgado, las personas migrantes acaban adoptando el modelo de belleza occidental (Hawks, *et al.*, 2004). Otra partida ganada por la cultura de dieta.

La imagen corporal es la representación mental que creamos de nuestro cuerpo, en cuanto a su tamaño, la figura y las partes de este, y la percepción de los demás. No necesariamente coincide con la imagen real, sino con la autopercibida, siendo mayor la insatisfacción corporal en nosotras.

8

REPROGRAMA TU CABECITA

La neuroprogramación se basa en trabajar con nuestra mente para crear patrones, creencias y recorridos mentales; en definitiva, nuevas rutas de pensamiento que nos lleven a actuar de otra manera.

Esto aplicado a la comida puede traducirse en mensajes cincelados en tu cerebro como: «No puedo comer hidratos si no he hecho deporte», «No me merezco comer» y muchos más.

Estos mensajes te los han repetido hasta la saciedad y se han convertido en un camino trillado para tus neuronas, que lo recorren casi en automático, porque no olvides que el pensamiento lleva a la acción.

Ahora crearemos juntas otros caminitos, unos que sean realmente beneficiosos para ti.

Es similar a un duelo como los del lejano Oeste entre tus mensajes disfuncionales sobre la comida, que reprogramaremos con toda nuestra energía para que generen patrones saludables para ti.

En el camino hacia una relación sana y libre con la comida no solo hay que comer alimentos que te prohíbes, sino que hay que trabajar lo que te dices de ellos. Para ello es necesario cambiar la forma de pensar sobre tu cuerpo, poner el foco en la funcionalidad, soltar el control, valorar el ejercicio de otra manera, y a veces supone hasta un cambio en tu identidad.

Te han dicho hasta que te lo has creído que tu cuerpo y tú sois de una determinada manera respecto a la comida, tanto que todo ello ha formado parte de tu esencia. Vamos a trabajar para devolver esos mensajitos a quien corresponden, no son tuyos, ya no los quieres y te producen una existencia dolorosa.

Quizá mientras lees estas líneas te llegan pensamientos que te intentan convencer de que esto es imposible para ti, que es demasiado tarde. No te preocupes por eso, la plasticidad neuronal se entrena, aunque no te voy a engañar, cuantos más años has estado expuesta a estas conductas, más grabadas a fuego están en tu mente. Pero ¿qué otra opción tienes? Permítete probar.

Te regalo dos mantras que puedes repetir cuando te surjan dudas y que ya hemos mencionado con anterioridad: «Tengo permiso incondicional con la comida», «Siempre merezco comer». Si te parece increíble acuérdate de que todas creímos en el ratoncito Pérez, y eso que la historia es bien bizarra, ¡qué quieres que te diga! Esto es sin duda menos truculento. Recuerda: siempre mereces comer.

Pensamientos irracionales con la comida

Los pensamientos irracionales son aquellos que no se pueden contrastar, no son lógicos, pero que nos creemos a pies juntillas. Básicamente son creencias sobre cualquier tema, en el caso que aquí nos ocupa, hablaremos de aquellos que poseemos sobre la comida, el cuerpo y el ejercicio.

Las creencias se originan por cómo interpretamos el mundo y, por supuesto, están condicionadas por nuestro entorno y nuestra experiencia vital.

Son nuestras «verdades absolutas», aunque la mayor parte de las veces no son ni una cosa ni la otra.

¿Por qué es importante que las revisemos? Recuerda que nuestra forma de pensar condiciona nuestro comportamiento. ¡Así que manos a la obra!

Características de los pensamientos racionales:

- Son lógicos y ciertos, se apoyan en datos y se pueden contrastar.
- Describen la realidad, no son exageraciones de esta.
- Son más preferencias que necesidades u obligaciones.
- Producen emociones de baja intensidad, moderadas, en general en sintonía con el hecho que los desencadena.
- Ayudan a conseguir objetivos y nos dan soluciones.
- No se plantean en términos absolutos: «nunca», «todo», «siempre»...

Características de los pensamientos irracionales:

- **Son exigentes**, se enuncian como «debería», «tendría que». Por ejemplo: «Debería cerrar el pico de una vez».
- **Son catastróficos**, ya que exageran las consecuencias negativas de un hecho; los adjetivos que los suelen acompañar son «terrible», «horrible», «dantesco», «insoportable»... Por ejemplo: «Ayer estuve en un cumpleaños y comí demasiado, verás como mañana peso dos kilos más».
- **Son acientíficos**, es decir, son interpretaciones de la realidad, pero aunque estamos seguras de un hecho, no hay modo de comprobarlo, porque solo tenemos una interpretación de él. Por ejemplo: «No le gusto porque he cogido peso».

Te propongo otro ejercicio. Como ya te habrás dado cuenta, soy mucho de escribir y registrar pensamientos, porque es la única manera de parar un poco ese conglomerado de ideas que tenemos sobre la comida.

Por si no se te ocurren pensamientos irracionales que te ronden por esa cabecita, te dejo los más frecuentes. Si quieres marca los tuyos y agrega los que falten.

Pensamientos irracionales:

- «No tengo fuerza de voluntad».
- «No quiero molestar/ofender a... si no me lo como».
- «No deberías comer eso. Vas a arruinarlo todo».
- «No debería estar comiendo esto».
- «Ya he comido suficiente por hoy».
- «Si como eso, perderé el control».
- «Tengo que compensarlo luego».
- «Seguro que me arrepiento después».
- «Eso tiene demasiadas calorías, no me lo merezco».
- «Estoy siendo débil por querer comer».
- «Tengo que moverme más para quemar la comida».
- «Si no me muevo, se va todo al garete».
- «Soy una floja, tengo que entrenar más si como así».
- «De todas maneras, nunca voy a perder peso».
- «Así nadie me va a querer».
- «Me paso todo el día comiendo».

FECHA	SITUA-CIÓN	PENSA-MIENTO IRRACIO-NAL	GRADO DE MALESTAR (DEL 1 AL 10)	PENSA-MIENTO RACIONAL	GRADO DE MALESTAR (DEL 1 AL 10)
03/02	Estoy en un cumpleaños y al final he comido tarta, aunque me dije que no lo haría.	No tengo fuerza de voluntad. Soy un desastre.	10	Me apetecía, y me la he permitido. Siempre merezco comer.	4
05/02	En la merienda con los colegas, he comido muchísimo.	Me paso todo el día comiendo.	10	No es cierto, solo he estado de picoteo con los amigos por la tarde.	5

Se trata de sustituir esas verdades absolutas que todas nos decimos, en este caso en relación con la comida, por otros pensamientos no tan exigentes y más realistas, para que disminuyan el malestar.

No se trata de caer en la condescendencia, sino de entender que somos humanas, y que no solo se come por hambre, también se hace por placer, porque algo nos entra por los ojos y queremos probarlo. Sobre todo, grábate a fuego que nuestra misión en la vida ya no es tener un cuerpo para impresionar o para gustar, sino conseguir un cuerpo que nos permita vivir lo mejor posible.

Cuanto más hagas este ejercicio de registrar y cambiar tus pensamientos, más eficaz es. Al principio aparecen muchos y luego la lista se va acortando, hasta que solo quedan los pensamientos tiranos *premium*, pero estos con trabajo también desaparecen.

Cuando formules el pensamiento racional, te recomiendo que no te extiendas demasiado, piensa en un argumento potente o corto que puedas creerte.

Te pongo un ejemplo: si me digo «No tengo remedio, siempre estoy comiendo», que el pensamiento racional sea algo como «Siempre merezco comer» o «No tengo que ganarme la comida». Las repuestas como «Era un cumpleaños, cómo no iba a comer» no te posicionan como la jefa que quieres ser, sino como la empleada complaciente al servicio de la situación. Siempre justificando qué comes y por qué. No tienes que justificar cada decisión alimentaria, valídate y legitima tus gustos.

Prueba a decirte: «Comí porque quería», «¿Y por qué no iba a comerlo?». Empieza a ser la que decide desde la libertad.

Este mismo trabajo lo hice hace años con mi psicóloga. Por aquel entonces, no haber acabado la carrera de Medicina me hacía creer que era una fracasada, pues para mí mi valía personal iba unida al ámbito laboral. Me decía cosas como: «Nunca voy a tener un trabajo de verdad». Ya, lo sé, ¿acaso hay trabajos de mentira? Pues en mi cabeza sí existían.

Al tiempo dejé un trabajo en el que me explotaban y monté mi propia consulta. Así que puedo asegurarte y no solo por mis chicas, sino por mi experiencia personal, que funciona. También puedo decirte que me empeñé mucho en cambiar esas creencias que tenía sobre mí.

Si te horrorizan los registros, aquí va otra estrategia. Vamos a hacer que tu cabeza sea como un muro de frontón ante esos pensamientos irracionales e intrusivos.

Para y respira

Cada vez que aparezca un pensamiento irracional, repite para ti misma «¡PARA!» y luego inhala y exhala lo más profundo que puedas por la nariz.

No buscamos nada más, simplemente observar el pensamiento y dejar que pase. Fíjate en si va con un juicio o una crítica asociada. Esto requiere mucha práctica al principio. Te darás cuenta de que a veces te verás envuelta en ese pensamiento, proponiéndote soluciones para restringir, compensar o hacer dieta. Sigue como antes del pensamiento con lo que ibas a hacer, ten presente que estos vienen y van.

En un primer estadio, con que logres que ese pensamiento no se traduzca en acción ya es un logro enorme.

A base de practicar, te será cada vez más fácil identificar qué no es un pensamiento sano para ti. Y aunque se cruce por tu cabeza, no tendrá recorrido en tu comportamiento.

III

ALIMENTACIÓN INTUITIVA Y CONSCIENTE

1

¿QUÉ ES LA ALIMENTACIÓN INTUITIVA?

La alimentación intuitiva es un modelo de nutrición creado por dos nutricionistas hartas de trabajar bajo el enfoque tradicional de la pérdida de peso. Sus pacientes regresaban a consulta periódicamente, como si de una romería se tratase, llenas de frustración e insatisfacción corporal porque habían recuperado el peso y su relación con la comida había empeorado.

Ambas se dieron cuenta de que el sistema de pérdida de peso a través de dietas estaba abocado al fracaso. La responsabilidad no era de los consultantes, sino que las dietas *per se* no funcionan a largo plazo.

Ante este paradigma, se pusieron a investigar y a estudiar otro modo de abordar la nutrición, sin generar frustración a sus consultantes, sin poner el foco en la pérdida de peso, ni utilizarlo como un indicador de salud.

Aunque este concepto parezca algo nuevo, la alimentación intuitiva data de 1995, cuando fue acuñado por sus creadoras: Evelyn Tribole y Elyse Resch. También se la ha llamado enfoque antidieta; ya sabéis, por motivos de marketing. La alimentación intuitiva tiene como objetivo establecer una relación sana con la alimentación, con el cuerpo y con la mente. No pone el foco en el peso y no trabaja con la pérdida de este, por ello, si se produce, será como consecuencia de los cambios aplicados, pero no se busca de una forma intencional. No se trata de una nueva dieta.

Trabaja con un modelo de peso neutral, es decir, este no determina la salud. A pesar de que vivimos en un sistema sanitario pesocentrista, la realidad es que este no es un factor que los individuos puedan manejar. Me explico: yo no puedo decidir cuánto peso, pero sí cuidar mi alimentación, hacer ejercicio, asegurar mi descanso, etcétera.

La realidad nos muestra que hay personas gordas que están sanas, y otras delgadas terriblemente enfermas.

La pérdida de peso y los mecanismos para conseguirlo pueden generar daños graves en la salud mental y en el metabolismo, por tanto, las dietas restrictivas no son inocuas.

La salud depende de muchos factores y, aunque vivamos en una sociedad estigmatizante con el peso y bajo la lacra del IMC, este no nos aporta información sobre la salud individual.

El enfoque pesocentrista propone una salud individual que se alcanza con el mantenimiento o la pérdida de peso, mientras que el enfoque de alimentación intuitiva devuelve la responsabilidad de la salud a las políticas sociales y económicas.

Esto es algo bastante fácil de entender, solo tienes que comprobar cómo se ha encarecido la cesta de la compra en el último año. El acceso a una alimentación saludable y variada es cada vez más limitado, y esto acabará repercutiendo en nuestra salud. Por tanto, no todo es fuerza de voluntad, ni *no pain, no gain*. Las estructuras socioeconómicas en las que vivimos tienen que ver mucho con nuestra salud y quedarnos solo con el dato que aparece cuando nos subimos a la báscula la desvincula de las responsabilidades políticas de proveer salud a la población. La alimentación intuitiva no imprime el mensaje de que la salud es un mérito alcanzable desde el individuo, ya que considera muchos otros factores como el código postal, el acceso a la sanidad, la genética y las ya citadas condiciones sociosanitarias.

Lo que promueve este enfoque es una alimentación sana, sin carga moral, por eso no habla de alimentos buenos o malos, no sataniza los ultraprocesados ni bendice los alimentos bajos en calorías, elimina la báscula como medidor de salud y apuesta por la diversidad corporal.

Además, propone un planteamiento individualizado, ya que, como dijimos, quizá lo más saludable para ti sea empezar a comer más fruta, pero para tu vecina sea permitirse esa chocolatina cuando le apetece y no engañarse con un dulce *healthy* de tres ingredientes que solo sabe a desilusión.

La salud, dicho de manera coloquial, va por barrios, y es importante destacar que lo saludable para una persona no tiene por qué serlo para todas.

Todas nacemos comiendo de este modo, de forma intuitiva, y si has tenido hijos o niños alrededor, lo has podido comprobar. Los bebés comen a demanda: tienen hambre, piden comida. Posteriormente, conforme los niños crecen la comida se ajusta más a los horarios de los adultos, los coles, las guardes, pero si un niño tiene una buena relación con la comida y no se le restringe ningún alimento, verás que, aunque le des sus gominolas favoritas, si no tiene más hambre no comerá. Pero como no tenga nunca acceso a ellas, el día que pueda se las comerá todas de una sentada.

La alimentación intuitiva se está implantando en los niños a través del BLW (Baby Led Weaning), que la ofrece de forma autorregulada por el bebé. Se comienza a los seis meses y se le permite que coja los alimentos y sea él quien se los lleve a la boca. La diferencia con los padres que los alimentan solo a base de purés o papillas que le llevan a la boca haciéndole el avioncito es notable. Se le da más autonomía al niño, se le permite jugar con la comida, algo impensable en la generación a la que pertenezco, en la que la comida era sagrada y no se jugaba con ella.

Venimos de un sistema muy rígido. Por ejemplo, yo hasta los trece años comía en el comedor del colegio y, si no me apetecía algo, me obligaban a estar allí hasta que me lo acababa. Nos hacían un pescado que tras casi treinta años aún no esta-

135

mos seguros de cuál era, pero tenía un rebozado amarillo bastante llamativo y a nuestro parecer solo le faltaba un tercer ojo para convertirse en el pez mutante de *Los Simpson*. En mi mesa del comedor no había ningún valiente dispuesto a comérselo, así que nos apañábamos como podíamos para sacar cada uno su ración en los bolsillos de los pantalones.

No es mi caso, pero sí he oído a amigos y a pacientes contar que alguna vez les obligaron a comer, incluso cuando les daban arcadas. También era bastante común en las casas que, si no comías las lentejas a la hora del almuerzo, te esperaban hasta la cena y quizá hasta el desayuno siguiente. Tampoco se podía dejar comida en el plato, porque había niños en África pasando hambre y tú eras una desconsiderada si no te la terminabas. Yo siempre pensaba: «¿Cómo podéis ser así? Hay niños pasando hambre y les vais a mandar mis sobras... ¿No podéis enviarles algo mejor?».

Así crecimos, con unas normas severas, y en muchos casos el momento de la comida se convirtió en algo muy traumático.

En cambio, en la alimentación intuitiva es la comida la que se adapta al hambre y al ritmo del bebé, y no al revés; se trata de un proceso que requiere quizá de más tiempo y de más paciencia, pero da mucha más independencia al niño.

La alimentación intuitiva quiere volver a ser el modelo de alimentación genuino con el que todos nacemos, con la finalidad de cuidar nuestra salud y nuestro cuerpo desde el respeto y no desde el miedo. Esto implica no matarnos de hambre para reducirnos a la mínima expresión que determinan los cánones o el IMC, ni hacer un deporte solo con la finalidad de perder peso, sino de elegir la actividad desde el bienestar. Estamos hechos para movernos, pero este movimiento puede realizarse de muchas maneras, no solo en un gimnasio.

La alimentación intuitiva deja la culpa de lado al no hablar del bien y ni del mal, ni categorizar alimentos por sus propiedades nutricionales. Los comedores intuitivos no se sienten bien o mal según los alimentos que eligen. Solo toman decisiones sobre qué comer y continúan con su vida, lo que siempre habría tenido que ser para todas nosotras.

Al no prohibir alimentos a este enfoque se le acusa de promocionar comida no tan saludable, y de dejar que cada uno coma lo que quiera. Yo siempre respondo lo mismo cuando tratan de rebatirme esta forma de alimentación. La verdad es que me parece un mínimo de respeto que cada persona elija qué quiere comer. Se le da la información completa, sin basarla en el miedo y en las enfermedades, y después cada uno decide qué llevarse a la boca.

Sinceramente, me parece un abordaje que hace énfasis en la responsabilidad y la elección del comensal, y no los somete a las directrices de una dieta. Trata a los pacientes como iguales, y no desde una posición de superioridad a través de la que el nutricionista, el endocrino o quien sea decide qué comerá en cada momento por él. Bajo mi punto de vista, es un modelo que genera una alimentación respetuosa y libre. Y tú, ¿hace cuánto que no te sientes libre con la comida?

¿En qué se diferencia de una dieta?

El objetivo de la alimentación intuitiva es la salud, mejorar la relación con nuestro cuerpo, sanar el vínculo con la comida y el movimiento. Para la dieta el objetivo es la pérdida de peso y la comida puede ser el enemigo y tener diferentes etiquetas: buena o mala, saludable o no saludable, calórica, basura, chatarra... En la alimentación intuitiva la comida es solo comida, sin más, y está para probarla y saborearla sin culpa y sin cargas morales.

En el enfoque de la dieta se tira de fuerza de voluntad como recurso para llevarla a cabo, y si no lo consigues es porque no te esfuerzas lo suficiente. Te suena, ¿verdad? En la alimentación intuitiva el recurso es la confianza en nuestro cuerpo, que tiene los recursos suficientes para elegir y cuidarnos bien, por eso se pone el foco en volver a las sensaciones corporales de hambre y saciedad que te cuento a continuación.

El perfeccionismo es un gran aliado a la hora de hacer dieta; cuanto mejor la hagas, mayor será el resultado. En cambio, la alimentación intuitiva opta por la flexibilidad y se adapta a tus necesidades y circunstancias personales, y no al revés.

Esta se basa en escuchar al cuerpo y en saber que el hambre viene cuando sea; en cambio cuando se hace dieta hay un número de comidas pautadas y un horario que debes acatar.

Esto significa que si tienes hambre después de comer, no puedes consumir nada más hasta la siguiente ingesta. Ya sabes, lávate los dientes, mastica chicle, bebe agua, todas esas acciones patológicas propias de un trastorno de la conducta alimentaria aplicadas a la pérdida de peso. ¡Si es que mira que tenían razón, «esta niña es una tragona»! Espero que lo hayas leído con la sorna e ironía con que lo escribo y que te enfades. Empieza a ver que no tienes nada que ver con ese sambenito, las dietas son perversas y antinaturales. Tú solo eres una humana intentando sobrevivir a ellas, y tienes hambre porque estás viva.

Cuando se hace dieta, ella ejerce el control, es la que pone las normas y tú actúas como la subordinada. La dieta te controla. En la alimentación intuitiva tú eres la jefa y eliges qué, cuándo y en qué cantidad comer, y cómo moverte y mediante qué actividad hacerlo.

Lo sé, a veces la libertad da mucho miedo, pero vivir eternamente a dieta debería asustarte mucho más.

Mientras que hacer dieta te tortura y te impide disfrutar de nada, ya que estás todo el día pensando en la comida que no comes, en lo que comerás próximamente y en cómo quemarlo, la alimentación intuitiva te da calma y te conecta con el presente.

A pesar de que por todo lo que te he contado hasta ahora la alimentación intuitiva parece llena de bondades, como todo en la vida, no es un método universal. Para las personas que padecen determinadas enfermedades o en ciertas circunstancias, aplicar este modelo puede ser contraproducente.

Contraindicaciones de la alimentación intuitiva

A continuación te explicaré con más detenimiento los casos en los que este modelo nutricional puede no ser para ti.

- **Trastornos de la conducta alimentaria (TCA):** las personas que sufren estas enfermedades tienen las señales de hambre y de saciedad alteradas, precisamente por restringir comidas, por los atracones, las purgas y demás comportamientos propios de estas.

  Por ejemplo, cuando alguien tiene anorexia, el cuerpo acaba desarrollando una saciedad precoz para ahorrar la poca energía que posee y recibe de las ingestas.

  Si a una paciente en esta tesitura le aplicamos un modelo de alimentación intuitiva y le decimos que coma solo cuando tenga hambre, lo más seguro es que apenas lo haga, ya que siempre se sentirá muy saciada. Su intuición ha sido secuestrada por la fisiología de la supervivencia en la que entra el cuerpo en un caso de anorexia y, por tanto, este enfoque estaría totalmente desaconsejado para ella.

  Cualquier práctica de alimentación consciente en pacientes que han sufrido anorexia nerviosa o restrictiva queda contraindicada, porque ya le ponen demasiada conciencia al acto de alimentarse y lo más sano para ellas es mecanizar el comer. Esto es, convertir el momento de la comida en algo no tan doméstico y rutinario del día a día, algo que no requiera tanto desgaste mental.

En cambio, en personas que sufren atracones o que poseen un comportamiento más impulsivo con la comida, la alimentación consciente es un modelo muy alineado con ellas. Por tanto, como antes, volvemos a que la salud no es universal y que siempre hay que personalizar los abordajes y tener recursos, cual navaja suiza, que aplicar en cada momento.

La alimentación intuitiva en la prevención de los trastornos de la conducta alimentaria (TCA) y para mejorar la aceptación corporal da muy buenos resultados. Al alejar el modelo del sistema pesocentrista, se centra en la salud lejos del peso y en la funcionalidad del cuerpo, y no en su estética.

- **Cirugías bariátricas:** una vez que se hace la intervención hay cambios metabólicos y anatómicos, según la técnica quirúrgica empleada, lo que conlleva normalmente la reducción de la capacidad estomacal. Por ello se propone una alimentación más pautada que dé prioridad a los nutrientes esenciales y establezca un orden entre los macronutrientes. En este caso, un modelo de alimentación intuitiva estará contraindicado para una buena nutrición del paciente intervenido.

- **Diabetes tipo 1 insulinodependiente y diabetes tipo 2:** requieren de una alimentación más estructurada para favorecer una buena regulación de la glucosa.

- **Patologías digestivas:** como hemos visto antes, en el caso de los TCA que suelen cursar con patología digestiva y en enfermedades como la colitis ulcerosa, el síndrome del intestino irritable (SII) o tras intervenciones digestivas recientes como un *bypass* gástrico o una resección intestinal... se requiere un modelo nutricional más controlado y protocolario.

- **Cáncer y tratamiento oncológico:** debido a la desnutrición que genera la propia enfermedad y los tratamientos que se aplican. Es muy común que se pierda el apetito, por tanto, resulta necesaria una pauta nutricional que evite la desnutrición e incluso para paliar la falta de apetito. Si se aplica este enfoque, solo llevaría a más desnutrición, algo peligroso para la recuperación.

- **Enfermedades renales:** tampoco está indicada porque hay que tener especial control sobre los minerales como el potasio. En estas circunstancias es un enfoque totalmente abocado al fracaso e incluso pone en peligro a la persona que la padece.

En realidad, no es un modelo adecuado cuando se requieren pautas nutricionales muy estrictas o cuando la sensación de hambre se ha desdibujado por una saciedad precoz y persistente. Pero, fuera de esos casos, sigue siendo la forma más sana y respetuosa de relacionarnos con la comida.

Si llevas muchos años en guerra con la comida y con tu cuerpo, y no tienes ninguno de los problemas citados con anterioridad, este modelo es para ti. Los beneficios que presenta la alimentación intuitiva son una menor incidencia de TCA, al no poner el foco en el peso ni en la estética, lo que conduce a una mejor autoestima y aceptación corporal.

Promueve una alimentación variada y rechaza dietas de cajón o listas de alimentos permitidos y prohibidos, que hacen que tu mesa y tu nevera se llenen de lechuga y pechuga de pollo y productos *light*. A su vez mejora los parámetros que salen en los análisis, disminuyendo los niveles de triglicéridos y colesterol, mejora la presión arterial y, algo casi inaudito, incluye el placer derivado del acto de comer lejos de la gula y el pecado.

El fin de la alimentación intuitiva es lograr bienestar, y defiende que todos los cuerpos están bien por el mero hecho de existir. Es, sin duda, un enfoque mucho más apacible.

¿Cuáles son los indicadores de éxito cuando se trabaja desde la alimentación intuitiva?

Al no utilizar la báscula parece que no seremos capaces de medir el progreso. La realidad es que hay muchos más indicadores que el peso, y ninguno de ellos los mide la dichosa maquinita. Por ejemplo, se puede valorar que ya no te pasas el día pensando en comida —lo que resulta en una paz tremenda—, que los problemas digestivos han desaparecido, que haces deporte porque te gusta y no desde la obligación, por lo que no ir al gimnasio un día en que estás muy cansada no lo percibes como vaguería, sino como autocuidado. Mejora el sueño y desaparece la culpa con la comida, por lo que ya no sientes que hay que restringir ni hacer dieta. En resumen, hay menos «hambre emocional» (luego te explicaré bien este punto), quizá porque te permites todos los alimentos y no solo tienes acceso a ellos cuando te sientes desbordada. Puedes tenerlos en casa y no devorarlos según los compras. Logras convivir con ellos como con las zanahorias que habitan tu nevera.

Y en cuanto a otros valores más «clínicos», también son observables las mejoras. Te cuento el caso de María, uno de tantos. Ella tiene síndrome de ovario poliquístico, y su tratamiento siempre había sido adelgazar y eliminar los hidratos de carbono. Esto, obviamente, le generaba mucho malestar y culpa, y su dieta era muy pobre. Al trabajar desde este enfoque, María consiguió tener los niveles hormonales controlados, las reglas se volvieron regulares, su alimentación era completa (sin renunciar a nada) y satisfactoria, y estableció una rutina de ejercicio que le gusta y mantiene.

De hecho, cuando acudió a una cita con un ginecólogo, este —antes incluso de ver los análisis— anticipó que María tenía resistencia a la insulina y le recetó metformina, el medicamento que se usa en pacientes con diabetes tipo 2 para regular la glucemia. Para colmo, en el análisis no aparecían indicios de dicha resistencia, pero él lo dio por hecho y la medicó. Suerte que ella ya iba preparada para un diagnóstico similar, que incluía de todo menos lo que necesitaba, y le rebatió. Por supuesto, no se tomó la metformina, le puso una reclamación y siguió con lo que estábamos trabajando, previo cabreo de ambas ante semejante actuación médica.

Así que, si tu pregunta va en esa línea, sí, los datos clínicos también mejoran. Si me vas a preguntar si perderás peso, no lo sé. Lo que sí sé es que tu relación con la comida y con tu cuerpo cambiará y comenzarás a ser libre. El resto no puedo asegurarlo. Lo siento.

Como les digo a mis chicas: soy buena, pero no soy la Virgen de Lourdes.

Otras preguntas que me llegan son: «¿Y por qué no primero hacemos dieta y luego trabajamos desde este enfoque?». Pues porque para esa pérdida de peso hay que volver a establecer raciones, frecuencia de alimento... y esto, de nuevo, tendrá consecuencias en tu salud mental y empeorará tu relación ya maltrecha con la comida. Una vez que has perdido peso —si se pierde—, empieza la otra carrera: la de mantenerlo. Y si ese no es tu peso real, tu vida estará llena de restricciones, renuncias y compensaciones. Así que no es viable. Aplica el dicho popular: «No se puede soplar y sorber a la vez».

2

MOVIMIENTO HAES: SALUD EN TODAS LAS TALLAS

Es importante saber que este modelo de alimentación se sostiene sea cual sea la talla, es decir, no es pesocentrista. No patologiza el tamaño corporal, como se ha hecho siempre al equiparar la delgadez con la salud. No busca la pérdida de peso, sino que valora la salud de manera integral.

El enfoque HAES (Health At Every Size) es un movimiento pacífico que pone en evidencia la relación de la salud con factores sociales, económicos y ambientales, por lo que requiere de una respuesta social y política y no solo individual.

Este sistema no presupone que la delgadez implique salud, ni la enfermedad sobrepeso u obesidad. La salud no es una cuestión de peso y es justo la premisa contraria la que ha desencadenado muchos problemas de salud y una muy mala relación con el cuerpo y con la comida.

Desde el movimiento HAES no se romantiza la obesidad ni se hace alarde de nada más allá que el respeto. La salud no tiene un formato de cuerpo, y actúa como tal. Esto supone un trabajo previo sobre los prejuicios y los estereotipos de los propios sanitarios, educadores, profesores, etcétera.

Es triste que tenga que surgir un movimiento que exija el respeto hacia todos los cuerpos, aunque resulta muy necesario.

Las principales reivindicaciones del enfoque HAES son:

145

- **La salud es posible en todos los cuerpos** y no solo constituye un valor exclusivo de la delgadez. Esto hace que no se presuponga el padecimiento de una enfermedad a las personas gordas, pero tampoco un estado de salud a las delgadas. Esto evita que se infradiagnostique a personas delgadas y que se patologice a las gordas. El peso no es un indicador de salud.
- **Trabaja desde la diversidad y la respeta.** Visibiliza todo tipo de cuerpos, porque son los que hay. Cada mujer tiene uno y, por tanto, habrá tantos modelos de cuerpos como mujeres haya. Pocas o ninguna nos sentimos identificadas con un único modelo corporal, que, por cierto, es joven, delgado y blanco.
- **No es un enfoque pesocentrista.** No se trabaja desde el peso, ni con la báscula, ni se enfoca en la pérdida de peso. Se centra en los hábitos, en esas conductas que sí son modificables. El peso —ya lo sabes, querida— no es algo que esté totalmente en nuestras manos, pues depende de muchos factores.
- **Los hábitos saludables no son patrimonio exclusivo de las personas que están delgadas.** Los cambios de hábito pueden beneficiarnos a todas, con independencia de nuestro tamaño corporal. No hace falta que te lo diga. Seguro que conoces a personas delgadas que no tienen una buena alimentación, no hacen deporte ni cuidan su sueño... Simplemente son delgadas de manera natural. Su delgadez no es producto de buenos hábitos. Y a la inversa: mujeres gordas que practican ejercicio, comen sano y cuyo cuerpo es más grande de lo que esta sociedad les permite a las mujeres.

Trabajar desde el peso en medicina —y sobre todo en nutrición— ha generado mucho daño y terribles consecuencias. Qué decirte si estás aquí. Ya te he hablado de las personas dietantes crónicas, de la frustración, de la mala relación con la comida y el cuerpo que provoca hacer dietas..., así como en los casos más graves los trastornos de la conducta alimentaria que pueden generarse.

Como ves, este enfoque es bastante sensato y aboga por el respeto a todos los cuerpos; además, no mantiene un modelo jerárquico y no basa los tratamientos en la pérdida de peso, sino en las conductas saludables para todos.

La OMS define la obesidad como: «Una acumulación anormal o excesiva de grasa que puede ser perjudicial para la salud». (OMS, 2023). Y utiliza el IMC como herramienta de clasificación, esto es, se considera obesidad cuando el IMC es igual o superior a 30 kg/m^2.

En muchos documentos, la OMS describe la obesidad como un factor de riesgo para enfermedades no transmisibles como la diabetes tipo 2, enfermedades cardiovasculares o ciertos tipos de cáncer. Sin embargo, en otros contextos —como en la Clasificación Internacional de Enfermedades (CIE-11)—, la trata como una enfermedad crónica, con códigos diagnósticos específicos.

Esta ambigüedad contribuye a la confusión clínica y social, y refuerza la visión patologizante del cuerpo gordo.

Mi postura, como nutricionista que comenzó su carrera utilizando el peso como indicador de salud, ha cambiado profundamente. Hoy puedo afirmar que ese enfoque no solo no es válido, sino que además no resulta respetuoso. Personalmente —y como muchas otras compañeras— no considero que la obesidad, por sí sola, sea una enfermedad. La entiendo más bien como un factor de riesgo, igual que puede serlo la adolescencia en el desarrollo de un TCA. ¿Te imaginas que existiera un día mundial contra la adolescencia? Sería un sinsentido.

Por eso, desde 2022, muchas voces hemos decidido resignificar el 4 de marzo como el Día Mundial contra la Gordofobia.

Porque el problema no es el cuerpo gordo, sino la forma en que se trata. El manifiesto colectivo del Día Mundial contra la Gordofobia reivindica:

- Las personas gordas no le debemos salud a nadie.
- La obesidad no es una enfermedad, muy al contrario de lo que nos repiten día tras día por diferentes medios de comunicación.
- La Organización Mundial de la Salud (OMS) no considera la obesidad una enfermedad, sino un posible factor de riesgo para algunas enfermedades.
- Sabemos que todas las personas pueden mejorar su estado de salud sin necesidad de perder peso.
- Perder peso no garantiza salud, en ocasiones es todo lo contrario; y hasta conlleva serios efectos secundarios.
- Hay muchos factores que determinan la salud, la mayoría no dependen de nosotres, y estos no se pueden medir con parámetros simplistas, ni mucho menos una báscula. La salud no la define el tamaño o el peso de un cuerpo.
- Hay personas gordas que gozan de salud y también pueden enfermar, como personas delgadas que gozan de salud y también pueden enfermar. La salud no es estática ni estética, aunque así lo diga el IMC.
- La gordura es parte de la diversidad humana. No es un fallo moral, un problema de salud, ni una decisión personal.
- La estética no implica que la salud sea estática.
- Las personas gordas son merecedoras de recibir atención e intención de tratamiento médico, y son muchas personas gordas las que dejan de pedir ayuda porque no se creen merecedoras de recibirlas o porque ya han recibido bastantes mensajes de que su peso/cuerpo es la razón causante de todo malestar.

Te puedes hacer una idea de las críticas que recibe este enfoque, pero si se detuvieran a leer sobre él, sabrían que lo único que romantiza es el respeto y la buena praxis sanitaria (Colectivo Gordxs, 2023).

3
PRINCIPIOS DE LA ALIMENTACIÓN INTUITIVA

    I. Rechazar la mentalidad dieta.
    II. Honrar la sensación de hambre.
    III. Hacer las paces con la comida.
    IV. Desafiar a la policía alimentaria.
    V. Percibir la saciedad.
    VI. Descubrir el factor de satisfacción.
    VII. Afrontar las emociones con amabilidad.
    VIII. Respetar el cuerpo.
    IX. El movimiento: sentir la diferencia.
    X. Honrar la salud: nutrición moderada.

Estos son los diez principios de la alimentación intuitiva; así, a bote pronto, no creo que te parezcan descabellados. Te hablaré de ellos uno a uno para que quede todo más claro. Me detendré en algunos más que en otros, porque soy consciente de que es mucho trabajo, así que intentaré hacerlo un pelín más sencillo.

Principio I. Rechazar la mentalidad dieta

Si te das cuenta, es lo que estoy intentando hacer desde el comienzo de este libro. En este apartado la alimentación no se plantea con el objetivo de perder peso, sino para conseguir una alimentación sana, completa y respetuosa con tus necesidades. Este punto te va a costar encararlo, porque seguro que lo primero que piensas sobre un alimento es lo mucho o poco que engorda, o que es rico en hierro, o que debes tener cuidado de abusar de él... y toda esa información te lleva a un maremágnum de (des)conocimiento nutricional que no sabes cómo abordar.

Se trata de soltar las reglas externas de las dietas y tomar el control de tu alimentación. De desvincularte del valor que supuestamente nos da nuestro peso y apariencia externa, porque somos más que nuestro cuerpo, siempre fuimos suficiente. Es cambiar el pensamiento dicotómico de la dieta, esa que se considera buena o mala según tu peso o según elijas unos alimentos u otros.

Cada lunes Lucía empezaba la dieta y cada domingo por la noche se repetía: «Mañana ya me pongo en serio». La dieta que llevaba a cabo era tristísima, sin ningún tipo de sabor, ni carbohidratos, algo que en el pasado le había funcionado a la hora de adelgazar. Según pasaba la semana, la ansiedad por no comer crecía y, cómo no, el hambre. En cuanto tenía un mal día en la oficina, acababa comiéndose medio paquete de galletas al llegar a casa, y con ellas aparecía esa sensación de fracaso, según ella, por su falta de voluntad. Entre tú y yo, no es fuerza de voluntad lo que le faltaba, sino comida, pues estaba hambrienta.

Desde que empezamos a trabajar con el enfoque de la alimentación intuitiva, dejó de tener dos modelos de alimentación, uno rígido de lunes a jueves y otro más festivo de viernes a domingo. En sus propias palabras: «Desde el viernes me pongo en modo aspiradora, Azahara». La comida pasó a ser accesible cada día, con independencia de lo que marcase el calendario, dejó de contar calorías y de pesarse cada lunes a modo de castigo, ya que esta era una herramienta que determinaba lo escueta y rígida que sería la alimentación esa semana. Esconder la báscula para que no sea lo primero que vemos cuando vamos al baño es uno de los ases que guardo en la manga y que les propongo a mis chicas. La opción de tirarla también está en mi chistera.

Te pongo otro ejemplo, porque, aunque casi siempre trabajo con mujeres, también tengo algún paciente hombre. Este es el caso de Pablo, quien durante el confinamiento aprovechó para hacer una alimentación más sana, más «limpia». En principio nada preocupante, podía verse como algo saludable. Al tener vida social limitada, eliminó de forma natural esas comidas de los fines de semana y los aperitivos con amigos, después optó por reducir los caprichos en su lista de la compra, suprimió las gominolas, las galletas y las patatas fritas que tanto le gustaban. Todo esto le daba sensación de control y disciplina férrea. Al cabo de un tiempo, se limitaba el aceite de oliva, dejó de comer pan y hasta poner aceitunas en la ensalada le generaba culpa.

Después de trabajar desde este enfoque, Pablo no quiere ni oír hablar de comida limpia, ni real, ni de ningún eufemismo que le devuelva esa sensación de malestar y culpa continua con la comida.

Principio II. Honrar la sensación de hambre

La alimentación intuitiva nos ayuda a volver a confiar en nuestro cuerpo, y considera que el hambre no es el enemigo, sino una señal de que tu cuerpo necesita alimento. El hambre no se cuestiona, no se juzga, no se silencia, el hambre se atiende.

La cultura de dieta ha hecho que tener hambre esté mal visto, sobre todo en las mujeres, y más aún si estas tienen un cuerpo grande. Que los hombres tengan hambre y coman mucho es lo normal, lo que ha de ser. ¡Ay, pero una mujer comiendo mucho es tan poco atractivo...! Espero que me vayas cogiendo el tono y notes cómo me cabreo según lo escribo.

La cultura de dieta ha hecho que temamos nuestra propia hambre, porque eso significa comer, e igual nos puede llevar a engordar, de ahí que si no sentimos hambre nos consideremos a salvo. No pocas veces he escuchado en consulta: «¡Ojalá nunca tuviera hambre!».

La alimentación intuitiva, como seguro que ya te esperas, querida, apuesta por todo lo contrario: reconocer el hambre, honrar esa señal en su origen y comer lo suficiente para estar nutridas y satisfechas. Esto implica no esperar hasta que estemos casi desfallecidas para permitirnos comer. Seguro que alguna vez te has levantado de la mesa con hambre, o te has ido a la cama hambrienta por miedo a engordar. Tranquila, yo también. Solo espero que de ahora en adelante no lo hagas.

Este principio quiere romper con el castigo y con la escasez de comida; vivir hambrientas nos hace más dóciles y que no pensemos con claridad. Ya lo decía la gran Virginia Woolf en *Una habitación propia*, publicado por primera vez en 1929: «No se puede pensar bien, amar bien ni dormir bien si no se ha comido bien». Pues ya sabes, además de cuarto propio, hay que tener comida suficiente si quieres dejar de sobrevivir y empezar a vivir.

Cuando se está atravesando una anorexia, se pierde la sensación de hambre, como te he comentado antes, solo hay saciedad continua porque el cuerpo no puede permitirse enviar esa señal en un cuerpo en déficit calórico. Esto provoca que el estómago se atrofie, ya que no se contrae ni se vacía con normalidad al no recibir comida en cantidad ni con la regularidad necesaria. A medida que los pacientes de esta enfermedad se recuperan, el hambre vuelve, es una señal de vida.

Si estás acostumbrada a no comer, a aguantar el tirón, te aconsejo que empieces a llevar comida encima, lo que te sea fácil: frutos secos, un plátano, una barrita de cereales, un zumo, un bocadillo... Lo que sea, pero hazlo. Si empiezas a reconocer tus señales de hambre, pero no comes, estaremos en las mismas. Ten comida disponible para ti en el bolso, en el coche o en la oficina, pues esto puede facilitarte la tarea hasta ahora desconocida de honrar tu hambre y no maldecirla.

Nerea me contaba en consulta que no entendía la ansiedad con la que llegaba a casa y que, casi sin quitarse ni el abrigo ni el bolso del hombro, iba derecha a la nevera, y a la que se descuidaba ya se había comido cien gramos de pavo, queso y lo que pillase a desmano, y luego, cómo no, se sentía fatal. En estos casos siempre pregunto si es ansiedad o hambre.

Así, registramos todo lo que comía en una semana para que no se nos pasase nada por alto. Esta fue la información que obtuvimos: Nerea empezaba el día con un café, ya que no suele tener hambre y así va más rápido. A mediodía no comía nada, porque tenía tanto trabajo que se le pasaba la mañana volando y no le daba tiempo a nada. Se llevaba comida de casa porque así lo controlaba todo mejor, ya sabes, si comía fuera siempre había más aceite, más tentaciones, y esas cosas mejor dejarlas para el fin de semana. En la fiambrera se llevaba a veces un poco de puré de verduras con dos huevos cocidos, o una ensalada con atún; otras, unas judías verdes con zanahoria y huevo, y una fruta de postre. Eso era lo que comía cada día hasta las siete, hora en que llegaba a casa. ¿Tú qué opinas, era ansiedad o Nerea estaba muerta de hambre?

No somos más listas que el hambre, así que deja de jugar a eso y come lo suficiente.

La comida, además de cubrir esa parte nutritiva y esencial, también es capaz de reconfortarnos cuando la vida no lo hace.

Por eso, al final del día a veces necesitas algo dulce y rico, algo que lo haga todo un poco más llevadero, porque no has tenido ni un respiro. Esas onzas de chocolate mientras ves una serie te lo dan. Tu mirada crítica e inundada de cultura de dieta se posan en ellas, pero no son el problema. La suerte es que la comida puede hacer que la vida se sienta un poco más amable.

Todos los principios son complejos, pero creo que este es el más difícil y, a su vez, el más importante. Decirnos que tenemos hambre, reconocer que nos hemos castigado sin comer, que hemos pasado días sin apenar tomar bocado, a base de manzanas e infusiones, o con cafés y refrescos *light* cuando teníamos hambre es muy triste. Resulta desolador.

Además de lo doloroso que es, entraña su dificultad porque es posible que te hayas desconectado tanto de tu cuerpo que ni siquiera sientas hambre. Algunas de mis chicas me han dicho en consulta que ellas nunca tienen y que lo suyo es más «comer por comer». Y en parte es cierto: a base de hacer dietas y restricciones la señal de hambre se debilita.

Una de las herramientas que crearon Evelyn y Elyse y de la que te hablaré ahora es la escala del hambre. Para mí es de las más útiles de todo su método de alimentación intuitiva. En un alarde de poca modestia, me he atrevido a hacer mis adaptaciones, porque estoy en desacuerdo con el uso tan biológico que ellas le confieren. Ahora mismo te doy más detalles.

Descubrí esta escala de hambre que ellas crearon cuando me hice formadora de *mindful eating* a través del método «Atrévete a comer», en Madrid, allá por 2015.

Esta escala gradúa el hambre y la saciedad de cero a diez. Yo reconozco que sigo la escala del uno al diez de mi querida M.ª Pilar Casanova, quien promueve «Atrévete a comer». Desde entonces la he usado en mis consultas, y creo que simplifica y aclara el mensaje.

Te cuento en qué consiste. Es una numeración que va desde el hambre más atroz hasta la saciedad más incómoda, esa que roza el empacho. Esa escala numérica resulta muy fácil de usar en la práctica diaria. Esta se basa en que, antes y después de cada comida, gradúes tu hambre y, al final, tu saciedad. Es decir, que antes de comer te hagas las típicas preguntas que le haces a una amiga cuando vas a comer con ella:

- ¿Tienes hambre?
- ¿Compartimos la comida?
- ¿Qué te apetece?
- ¿Pedimos algo más?

Y cuando acabes:

- ¿Tienes más hambre?
- ¿Quieres que pidamos algo más?
- ¿Te ha gustado la comida?

Todas estas preguntas las hacemos cuando comemos con alguien o cuando les preparamos la comida a nuestros niños, sobrinos, amigas... Pero bajo ningún concepto nos las preguntamos a nosotras mismas: si tenemos hambre, si nos apetece comer algo más, si la ración es suficiente, si en realidad queríamos comer otra cosa. Esa cortesía la empleamos con otros. Para nosotras la cantidad siempre será cuanto menos, mejor. Si tienes más hambre, te aguantas. Hasta ahora, querida. Esto va a cambiar.

Pero antes —ya que la comida, el hambre o el cuerpo pueden ser temas que te generen malestar y te cueste conectar— usaremos el comodín de la respiración. Sí, ya sabes lo que te voy a decir: usa el botón antipánico que todas tenemos, el de la respiración consciente. Activa el sistema parasimpático, el de la calma, y no en el que normalmente vivimos, el simpático, que nos prepara para luchar o para huir.

157

El sistema parasimpático hará que esta experiencia sea más agradable. Se convertirá en el *maître* que amablemente te acompañe a la mesa para degustar esos ricos manjares. Acomódate y respira. Ya sabes que puedes hacer esto de pie o sentada, pero que las piernas no estén cruzadas y procura que los dos pies estén bien apoyados en el suelo para que sea más fácil ese contacto con la tierra. Cierra los ojos y lleva el aire desde la nariz hasta lo más recóndito de tu abdomen, luego tráelo de vuelta a la nariz para exhalar. Realiza de ocho a diez respiraciones.

ESCALA DEL HAMBRE

10. Empachada (comí tanto que me encuentro mal).
9. Demasiado satisfecha (muy llena, algo incómoda).
8. Satisfecha, ligeramente incómoda (comí un poco más de lo habitual).
7. Satisfecha y cómoda (llena, a gusto, comí lo necesario).
6. Ligeramente satisfecha (algo llena).
5. Cómoda (no tengo ni hambre ni sed).
4. Ligeramente hambrienta.
3. Hambrienta y preparada para comer.
2. Muy hambrienta.
1. Extremadamente hambrienta (incluso experimento ruido en el estómago, mareo o irritación).

Puedes imaginar que tu estómago es el depósito de gasolina del coche. A veces va en reserva porque no te ha dado tiempo a repostar; otras, lo llevas a medias, y en ocasiones, completamente lleno. Sin embargo, querida, te recuerdo que no eres un coche, y que la comida no es solo gasolina, sino que cubre muchas más funciones en nuestra vida..., y menos mal.

Ana, una de mis chicas, es muy creativa. Le encanta el cómic y dibuja muy bien. Cuando le enseñé en consulta la herramienta de la escala del hambre y la ansiedad, ella la rediseñó utilizando un trozo de pizza suculento y con mucho queso. En el extremo de la punta de la porción comenzaba el uno de la escala, y el diez estaba en los bordes de la pizza, que no sé tú pero yo siempre me como.

Y, por supuesto, hablo de una pizza de verdad, no de esas con base de brócoli. Aquí no son bienvenidos los alimentos que pretenden ser otra cosa. Rechazamos las copias pseudosanas que siguen generando miedo a la comida y fomentan la restricción y el control.

Si te apetece y te resulta más visual, puedes representar la escala con esa porción de pizza. Al fin y al cabo, ¿a quién no le gusta la pizza?

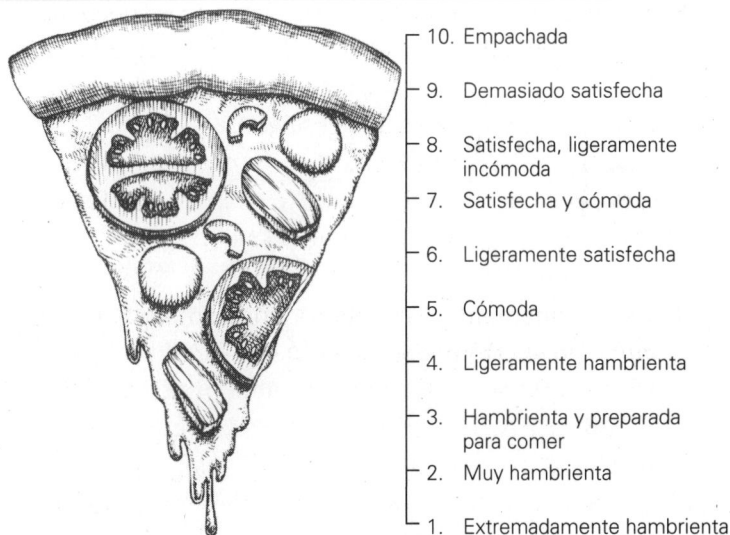

10. Empachada

9. Demasiado satisfecha

8. Satisfecha, ligeramente incómoda

7. Satisfecha y cómoda

6. Ligeramente satisfecha

5. Cómoda

4. Ligeramente hambrienta

3. Hambrienta y preparada para comer

2. Muy hambrienta

1. Extremadamente hambrienta

Esta es la escala de hambre y saciedad del método «Atrévete a comer» que te he comentado. Va del uno al diez. En la de las creadoras de la alimentación intuitiva hay un número más, el cero, pero en la práctica me he dado cuenta de que es un nivel muy difícil de identificar. Por eso, con el tiempo, he optado por este modelo. ¡Espero que me perdonen Evelyn y Elyse! A continuación, veremos ejemplos de cada uno de los puntos para que no haya dudas:

1. **EXTREMADAMENTE HAMBRIENTA:** Tienes tanta hambre que notas una punzada en el estómago, te suenan las tripas, sientes que te vas a desmayar del hambre e incluso puedes notarte irascible y mareada. En realidad estás ansiosa por comer, al borde de una hipoglucemia. Seguro que alguna vez (espero que no muchas) te has encontrado en este punto. Es casi una hipoglucemia.

2. **MUY HAMBRIENTA:** Sientes el vacío del estómago, pero ya no es doloroso. Te suena la barriga, eso sí.

3. **HAMBRIENTA Y PREPARADA PARA COMER:** Tienes hambre, pero no experimentas malestar físico. Estás tranquila, no hay urgencia por comer.

4. **LIGERAMENTE HAMBRIENTA:** Tienes un poco de hambre, pero mucha menos que en los puntos anteriores.

5. **CÓMODA:** No hay hambre, estás bien.

6. **LIGERAMENTE SATISFECHA:** No estás saciada, comerías algo más. Cuando te encuentras en este punto las dietas te dicen que te levantes de la mesa —ya sabes, para mantenerte siempre con un poquito de hambre.

7. **SATISFECHA Y CÓMODA:** Perfecta, comiste lo que necesitabas en ese momento.

8. **SATISFECHA, LIGERAMENTE INCÓMODA:** Estás saciada, pero un poco incómoda. Esto sucede cuando comes fuera, te sacias, pero sobra una croqueta que te da pena dejarte...

9. **DEMASIADO SATISFECHA:** Estás llena, con malestar físico. Puedes notar la barriga hinchada, tanto que nece-

sitas desabrocharte el botón del pantalón. Es como cuando comes fuera, sobran dos croquetas, te las comes y además te pides postre...

10. **EMPACHADA:** Este es el sumun del malestar. Ya sabes: Nochebuena, Nochevieja y otras fiestas de guardar. En estos casos es normal experimentar malestar físico y tener la necesidad de tomar sales de frutas o algo similar.

Si te fijas, en los dos extremos de la escala hay malestar: en uno por falta de comida y en otro por exceso. Aunque pueda parecerlo, todos los puntos son válidos, y todas hemos pasado por ellos. No te preocupes. No hay que empezar a comer siempre desde un tres ni acabar en un siete; esto es totalmente variable e individual.

Pongamos la escala en práctica. Ya sabes: respira y cierra los ojos. Cuando hayas llenado tu estómago de aire y lo hayas vaciado por la nariz, sin abrir los ojos, responde a estas preguntas; hazlo como sabes, olvídate del número en la escala:

- ¿Cómo estás?
- ¿Tienes hambre?
- ¿Te ha sido difícil responder?

A veces, mis chicas me dicen: «No tengo hambre porque acabo de comer». Esa respuesta sale de la cabeza y no de las tripas. Déjame que te lo explique. Puedo haber comido y tener un poco de hambre o mucha, o estar ligeramente pesada... Hay infinitas posibilidades.

Otra respuesta común es «Tengo hambre, pero voy a cenar pronto». Al igual que antes, la cabeza ha tomado el mando. Puede ser la hora de cenar y que no tengas hambre, que sientas un hambre canina o estés mínimamente hambrienta.

Aunque aún no lo veas, estás respondiendo desde la cultura de dieta. Hay unas horas para comer y, en función de ellas, «debería» ir mi hambre. Bueno, pues eso ya no nos sirve. Si cada día haces las mismas comidas y te observas, verás que no siempre empiezas a comer desde el mismo nivel de hambre ni acabas igual de llena. Y es posible que a veces llegue la hora de comer y ni tengas hambre. Otras comerías algo más, pero quizá aún no te lo permites... porque eso «es de glotonas».

No hay respuestas incorrectas. Estás aprendiendo a escucharte sin juicio. Sin exigencias. Sin normas externas.

Cada día es distinto. Cada comida es distinta. Tú también lo eres.

No sé si has caído en la cuenta de que esta es la única necesidad fisiológica a la que se le ponen tantas normas, horarios y vigilancia. Estoy segura de que cada día te levantas, vas al baño y haces pis, pero no te fijas en si es más o menos que el día anterior, si hiciste justo a la misma hora, si hace un rato también tenías ganas y has hecho, ¿cómo es posible que lo repitas? No comparas el pis cada día, ni repasas al final de este cuántas veces has hecho.

No evitas hacer pis si tienes ganas, porque sabes que es momentáneo y que, si aguantas mucho, acabarás meándote encima. Querida, esto es lo que hacemos con la comida: tenemos hambre, nos aguantamos, y al final el hambre nos mea encima.

Cuando hemos puesto en práctica muchas dietas o estamos muy desconectadas del cuerpo —ya sea por eso o por haber atravesado un trastorno de la conducta alimentaria—, es normal que nos cueste identificar los puntos intermedios de la escala. Es mucho más fácil reconocer el hambre extrema que detectar «un poco de hambre». Si te has acostumbrado a no atender esas señales más sutiles, es probable que puedas convivir con el ruidillo en la tripa sin prestarle atención, porque no lo identificas como algo urgente.

Además, si ha habido mucha escasez o prohibiciones (ya sea por las dietas o por conductas restrictivas), también resulta habitual que te cueste quedarte en un punto de saciedad cómodo. Puede que identifiques un ocho como un nivel aceptable de saciedad, cuando en realidad ese lugar más confortable sería un siete. Al restringir tanto, comer se convierte en una especie de «momento de aprovechar» y es probable que también te cueste dejar comida en el plato.

Esto es habitual cuando empezamos a practicar con la escala del hambre. Y, por suerte, mejora con el tiempo: practicando en cada comida, con paciencia y sobre todo contestándote desde el estómago. Una respuesta honesta, sin explicaciones. Es decir: «Tengo hambre», y punto. No «Tengo hambre porque no desayuné» o «Porque no he comido suficiente». Solo «Tengo hambre». Igual que con el pis. Cuando digo «Tengo pis», voy y hago. No me doy explicaciones: «He bebido tres vasos de agua» o «¿Cómo voy a tener pis si fui hace un rato?». Simplemente tengo ganas, sin ningún tipo de excusa ni explicación.

Una de mis chicas, después de practicar durante varias consultas la escala, estar más en contacto con su cuerpo y reconocer las señales de hambre y saciedad, me dijo: «Azahara, ya identifico cuándo tengo hambre, pero no siempre me permito comer». En ese momento se me desquebrajó el alma.

Es importante que recuerdes que siempre mereces comer. Tienes permiso incondicional para ello, siempre.

El ciclo menstrual

Si tu menstruación es regular, puede darte mucha información sobre tu hambre y sobre cómo funciona tu cuerpo.

En la *fase folicular* —es decir, entre el día 1 y el 14— los estrógenos comienzan a aumentar, lo que reduce el apetito, mientras que la progesterona sigue baja. Por eso es normal que en esta fase se experimente menos apetito o que no haya cambios bruscos en él.

Durante *la ovulación*, sobre el día 14, los niveles de estrógenos alcanzan su pico más alto, por lo que la saciedad es mayor y resulta muy probable que apenas tengas apetito. En la *fase lútea*, desde el día 15 hasta el 28 aproximadamente, se experimenta más hambre, mayor apetencia por alimentos altos en grasa y en azúcar, y nuestro ánimo es mucho más lábil. Esto se debe a que la progesterona comienza a secretarse y a aumentar, mientras que los estrógenos bajan de manera progresiva. En estos días es muy normal que se nos antoje todo, que haya mezclas imposibles de alimentos que solo nuestras hormonas pueden explicar, y que nuestro ánimo suba y baje como una montaña rusa.

Por mucho que nos empeñemos en controlar el hambre y en limitar lo que comemos, también hay una explicación fisiológica a todos esos cambios, que solo en un mes ocurren varias veces. Así que es mejor que te empeñes en conocerte y escucharte que en castigarte por tener hambre o antojos.

Lo siento, querida, pero las mujeres somos un cóctel hormonal. Así que agítalo bien... y bébetelo.

Escuchar el cuerpo y no dejar pasar el hambre

Una vez hechas estas aclaraciones que tienen que ver con la fisiología, y no con el cartel que te colgaron y tú te creíste —ese que grita a los cuatro vientos que eres una tragona—, volvemos a la práctica de la escala del hambre.

Si empiezas a comer desde puntos muy bajos de la escala, es decir, desde un uno o un dos, acabarás en puntos muy altos: un ocho o un nueve. Cuando tenemos un hambre voraz, comemos muy rápido en cuanto tenemos ocasión y tendemos a elegir los alimentos que antes nos den esa energía, es decir, los más densos energéticamente, los ricos en grasas y azúcares.

Es una necesidad real: tu cuerpo necesita energía y la obtendrá de ese modo. No es falta de voluntad, ni autocomplacencia, sino hambre extrema. Cuando acabes de comer, te sentirás llena de forma incómoda, incluso empachada.

Por tanto, si eres de las que no suelen comer cuando tiene un poquito de hambre, porque «total, ya me aguanto», luego comerás de esta manera. La comida llegará a tu boca sin que casi te des cuenta, pero no por falta de control.

Si acabas muy llena, es probable que haga acto de presencia tu fiel compañera: la culpa. Se ha profanado tanto todo lo relacionado con la comida y el hambre que si tenemos mucha y comemos mucho luego sentimos culpa en lugar de alivio.

Esto no ocurre con otras necesidades fisiológicas. En este caso no te pondré de nuevo el ejemplo escatológico del pis, hablaremos del sueño. Si estás muerta de sueño, lo que buscas es dormir lo antes posible y cuanto más, mejor. Si un sábado la vida de adulta funcional te permite levantarte a las once de la mañana en vez de a las nueve, ¿no vas a hacerlo? Espero que la respuesta sea «sí». Y si no, te animo a que empieces a ponerlo en práctica, porque, como ya te he explicado antes, el sueño y el hambre van de la mano.

Con el tema de la comida, parece que todo lo que hagas está mal si no es saltarte comidas, comer lo mínimo y estar muerta de hambre. Porque todo está impregnado de la dichosa cultura de dieta. Por eso tengo este empeño personal en que descubras todos sus tentáculos, para que puedas sanar tu relación con la comida, te alimentes bien, disfrutes al comer y, sobre todo, estés en paz. Que ya es hora.

No he dicho «delgada», querida. Este libro no es otro truco más para perder peso o para mantenerlo. Es una guía para que vivas —de una vez por todas— tranquila con la comida y con tu cuerpo, y para que la culpa deje de ser esa mosca cojonera.

Lo más difícil de la escala del hambre y de la saciedad es acordarse de hacerla, porque no tienes la costumbre. Así que, si te pillas ya comiendo y no la has hecho, para, respira y gradúa.

Otra cosa muy difícil es no juzgarse. Seguro que tu cabeza te tiene frita con esa cantidad de normas y mitos sobre la comida, y con todas esas creencias sobre ti misma respecto a este tema. Eso es algo tremendamente complicado. Pero la clave está en poner la atención en lo que nos dicen las tripas, el cuerpo. Tómate esta práctica como un momento para conectar contigo, como una toma de tierra.

En este ámbito, la cabeza no te sirve, porque está llena de información de todas las dietas que has hecho, de las noticias que lees sobre alimentación o que te llegan por las redes, de todos esos trucos que tus amigas ponen en práctica, del profundo miedo a no ser deseable, de las obligaciones... Mientras tanto, el cuerpo está ahí, para ti. Inocente, sosteniéndote.

Puesto que la cabeza no ha sido tu mejor aliada en este ámbito, es hora de darle una oportunidad a tu cuerpo. Seguro que tiene muchas cosas que decirte.

Cuando lleves a cabo el registro, además de apuntar en qué punto empiezas a comer y en cuál terminas puedes anotar lo que te dices a ti misma, de ese modo haremos una observación más completa e incluso intuiremos algún patrón.

Es una herramienta que uso mucho en consulta y que trabajo con mis chicas. El registro da muchísima información. Y si se anota en el momento, podemos ver el estado de tu mente en ese instante, y cómo suele ser ella la que condiciona muchas veces las elecciones alimenticias.

Los registros me permiten ver una foto completa de toda una semana o de una quincena. Si no, cuando llega el día de la consulta, lo que suele pasar es que se obvia todo aquello que se ha conseguido: como comer más despacio o permitirse una pizza un martes y no esperar al fin de semana. Y, en cambio, mis pacientes rara vez se olvidan del día en que se comieron unas patatas fritas, o en que picaron unas galletas en la oficina, casi como si fueran pecados y yo una madre abadesa dispuesta a expiar sus debilidades.

Te sugiero que pongas en práctica la escala en todas las comidas, no solo en las principales. De esa manera, te será más fácil mantener el contacto con tu cuerpo, ese al que llevas años silenciando y del que hoy te sientes desconectada.

Olga me contaba que llevaba un tiempo en el que le resultaba imposible no pensar constantemente en la comida. En su trabajo, me explicaba, suele haber comida con frecuencia: compañeros que llevan galletas caseras, algún trozo de empanada, patatas fritas o pasteles cuando alguien celebra su cumpleaños.

Durante la consulta, me confesó que lo que más le había costado no era tanto permitirse comer un trozo de empanada un día, sino tener que anotarlo. Verlo escrito le resultaba casi insoportable. Además, sentía una vergüenza tan grande que ni siquiera quería mostrármelo. Le angustiaba profundamente la idea de que yo pudiera juzgarla por ello.

La finalidad del registro nunca es el juicio. ¿Quién soy yo para juzgar lo que comes? Nadie, de verdad. Solo quiero que seas capaz de comer sin culpa (o al menos con cada vez menos), con disfrute, y que tu vida se llene de cosas mucho más importantes que contar las calorías de una chocolatina o imaginar cómo sería todo si pesaras diez kilos menos. La vida es ahora.

Quiero poder ayudarte, y para eso necesito toda la información posible. Sé que hacer un registro tal vez te dé vergüenza, o incluso que el simple hecho de apuntar lo que has comido haga que no lo comas. Pero eso pasará, te lo aseguro.

La vergüenza no deberías sentirla tú ni ninguna mujer, sino todos los que han contribuido a que tengamos que desear otro cuerpo distinto al nuestro, y a pasarnos la vida en guerra con él. Muertas de hambre. Insatisfechas. Deseando no ser como somos.

Yo no representaré el papel de la nutricionista que te pregunte por qué te has comido un trozo de tarta, pero sí la que quiera saber si estaba rica y si lograste disfrutarla.

Déjame contarte una anécdota profesional. Hace unos ocho o diez años trabajaba pasando consulta en farmacias. Me tocaba ir de un sitio a otro, y aquel día tenía pacientes en una farmacia de Rivas Vaciamadrid. Antes de empezar la jornada, decidí pasar por una cafetería cercana para desayunar con calma. Pedí un café con leche y un cruasán.

Y entonces, mientras estaba allí, sin molestar a nadie, la oí. Una señora, sentada unas mesas más allá, dijo en voz alta —como quien lanza una piedra envuelta en una sonrisa—: «Mírala, ella comiéndose un cruasán que luego les prohibirá a los demás».

Levanté la mirada paralizada. Sentí que se me encogía el estómago. La vergüenza me atravesó como un rayo. En un segundo, pasé de estar disfrutando un desayuno a sentir que tenía que justificar cada bocado. Como si, por ser nutricionista, estuviera obligada a desayunar tortitas de avena con chía y un batido verde o a hacer sentadillas en la puerta de la farmacia para ganarme el derecho a ese dulce bocado.

Aquella mujer ni siquiera era mi paciente, pero supongo que me conocía de verme por allí. Lo que dijo me dejó clara una cosa: que, en su cabeza, yo tenía que dar ejemplo, que no se me permitía ser una mujer que simplemente desayuna lo que le apetece.

Y claro que me dolió. Porque esa escena resume muchas cosas: lo que se espera de las mujeres, lo que se exige a las profesionales de la salud y la carga constante de tener que demostrar que eres coherente, como si no se pudiera ejercer la nutrición desde la escucha, la flexibilidad o el placer.

Sin embargo, hay algo que puedo asegurarte. Y es que si eso me pasara hoy, no me quedaría callada, más bien le diría: «No, señora. Yo no voy a prohibirle a nadie un cruasán. Y ahora mismo estoy escuchando a mi cuerpo y lo que me pide es esto. Claro que podría pedirme una tostada con aguacate y aceite de oliva virgen extra de primera prensada..., pero mi opción más saludable para hoy es este cruasán. Y ojalá usted también pueda empezar a escucharse».

Aunque claro, eso lo digo ahora, muchos desayunos después. En su momento, solo pude tragarme el café y la vergüenza.

Con este ejemplo tampoco quiero cargar contra la señora, porque yo también me he planteado mil veces lo mala nutricionista que era por no querer estar siempre en la versión más *fit* y *healthy* de la vida, o por alegrarme de que una paciente mía pueda comerse esos macarrones con chorizo que le recuerdan tanto a su abuela.

Pero ahora puedo decir que soy la nutricionista y la mujer que siempre he querido ser, y que si tú también sientes culpa o vergüenza por lo que comes, ten paciencia. Necesitas desaprender muchas cosas.

Si al hacer el registro observas que siempre empiezas en puntos muy bajos de la escala, probablemente necesites comer algo —o más— entre horas. Seguramente, al estar trabajando u ocupada en otras cosas, no escuchas a tus tripas, y cuando llega la hora «permitida» de comer, estás convertida en la mismísima Carpanta. También puede ser que te hayas desconectado tanto de tu cuerpo —a base de restringir— que ya ni siquiera identifiques un poco de hambre como hambre.

Ante esto, te aconsejo que no dejes pasar más de tres horas sin comer. Tras ese tiempo, haz una pausa, respira y revisa la escala. Pregúntate cómo estás y si tienes hambre o sed.

Si no tienes costumbre de hacerlo, ponte una alarma en el móvil que te recuerde parar y preguntarte cómo estás.

Como ya vimos, otro consejo útil es acostumbrarte a llevar comida contigo y a tenerla disponible. Si no estás habituada a hacer comidas intermedias, es probable que cuando sientas hambre no tengas nada a mano, o incluso te dé vergüenza comprarte algo. Nos ponemos fácilmente en modo madre o tía —preparadas para atender a otros—, pero esta vez se trata de llevar algo para ti: fruta, frutos secos, galletas, un montadito... Lo que tú elijas, pero que sea para tu cuerpo, para nutrirte tú.

Empieza por eso: llevar contigo comida, tenerla a mano en el coche, en la oficina, en el bolso. Algo que puedas comer si te da hambre entre comidas. Que tengas ese recurso disponible para hacer una pausa y, si tienes hambre, comer. A las mujeres se nos ha educado en la complacencia, hasta el punto de ser capaces de adivinar las necesidades de cualquiera que tengamos cerca y queramos. Pero, en cambio, cuando se trata de nosotras mismas —especialmente de nuestro cuerpo y nuestra alimentación—, nos han desconectado tanto que a veces parece que habitamos un cuerpo ajeno.

Así que ya está bien. Es hora de decir basta. Como mínimo, merecemos la misma escucha y el mismo cuidado que damos a los otros.

Preguntas comunes sobre la escala

- *¿Solo como si tengo hambre?*

No. Lo más seguro es que cuando hayas visto la escala hayas pensado que solo está permitido comer si sientes hambre, y casi me atrevo a decir que has experimentado hasta un poco de alivio, porque tú casi nunca comes por hambre.

Seguro que esperas que te enseñe a diferenciar entre el hambre física y la emocional, con una lista de trucos para engañar a la segunda. Pues no, querida, aquí todas las hambres son válidas y legítimas.

Y sí, te hablaré más adelante sobre el hambre emocional, pero me temo que no de la manera en que deseas.

Ahora, piensa en la última vez que te comiste un postre en un restaurante. ¿Fue por hambre? No, querida. Lo pediste porque lo viste en la carta, porque te lo recomendaron, porque te apetecía o porque siempre hay un hueco para el postre. Esto te ocurre a ti y a todo el mundo.

También comemos en previsión. Los días en que tengo consulta por la tarde y luego imparto un taller sé que necesito mayor energía para rendir, así que meriendo más de lo habitual.

Comer sin hambre también es normal, y así debe considerarse. Si establecemos la norma de que solo se puede comer con hambre, lo que estamos haciendo es convertir el modelo de la alimentación intuitiva en una nueva regla. Y ya hemos tenido demasiadas.

Recuerda que a partir de ahora comerás por apetencia, porque algo te entrará por los ojos, porque se te hará la boca agua, por rutina, por compartir, por mil motivos. El hambre física es solo uno de ellos. Pero no es el único.

Hace cuatro días, mis amigas me llamaron de improviso porque estaban en mi barrio. Justo yo andaba por allí haciendo unos recados y me invitaron a tomar algo.

En el bar, una de ellas pidió una ración de patatas bravas; la otra, una tabla de quesos, y yo —que había merendado hacía nada— me vi con el palillo en la boca comiendo queso. ¿Tenía hambre física? No, claro que no. Pero sí hambre de ese rato de risas con ellas, de disfrute... y fue a través de una tabla de quesos y unas patatas. Pues qué quieres que te diga: ¡benditos sean estos momentos!

Podemos comer por muchos motivos, por ejemplo, desde la curiosidad por probar alimentos nuevos, ese nuevo restaurante del que nos han hablado tanto o la gastronomía de un país distinto al nuestro.

Recuerda: siempre mereces comer.

¿El hambre emocional es normal?

> «El hambre no es solo la necesidad física de comida; es también una necesidad emocional, psicológica y espiritual. El hambre puede devorar el alma y moldear quiénes somos» (Gay, 2017).

La comida también es un regulador emocional. Cuando comemos algo rico, se liberan neurotransmisores como la dopamina, que nos hacen sentir bien. Por eso, cuando estamos tristes, la comida nos reconforta, nos acuna.

A continuación, te esclareceré la razón por la que comes de manera emocional. Estoy segura de que esto tendrá un gran impacto en tu relación con la comida y supondrá un cambio para siempre. Siéntate. No quiero que te pille de pie y puedas caerte ante tal descubrimiento. Allá voy: comes de manera emocional porque estás VIVA y eres HUMANA. Lo sé, una faena, pero es así. No eres una replicante sacada de *Blade Runner*.

Todas comemos de manera emocional, porque las emociones no nos abandonan mientras estamos vivas. La única manera de no comer de forma emocional es morirse. Así que habrá que comer y sentir, algo que en una sociedad que nos quiere hambrientas e impávidas constituye un acto revolucionario.

Te aseguro que funciona y, además, me atrevo a decir que solo te molesta el hambre emocional cuando procede de emociones «incómodas» como el enfado, la tristeza o el aburrimiento. Pero, querida, cuando celebras algo y lo haces con una cena en un restaurante, también estás comiendo desde la emoción. Comer en un cumpleaños o una fiesta no lo ves como hambre emocional «problemática» porque alguien te da permiso para comer lo que te gusta. Ojalá, al final de este libro, esa seas tú.

La dieta y sus múltiples normas nos han enseñado a obedecer sin rechistar, y a sentirnos mal si no lo hacemos.

Admito que como estrategia de sumisión es brillante. Pero ¿qué hay de tus gustos, tus emociones, tus necesidades? La idea de anestesiarte para no sentir a través del perfeccionismo, la obediencia y el machaque continuo no funciona. Y esto no te lo digo solo como nutricionista, sino como mujer.

Entonces ¿cuándo es un problema comer de forma emocional? ¿Cuándo no te gusta la emoción o cuando no te gusta tu respuesta a ella a través de la comida? Quizá en ambos casos. Te invito a hacer un ejercicio por escrito:

1. ANALIZA ANTE QUÉ EMOCIONES COMES Y CÓMO TE HACE SENTIR

Pregúntate si te molesta haber comido, si te molesta el alimento en sí o la cantidad. Si haces una cena para celebrar un logro personal, ¿es emocional? Seguramente estés comiendo desde la alegría. ¿Esa «hambre» te molesta? ¿O solo te incomoda comer cuando estás aburrida o triste en casa?

Seguro que has escuchado eso de «si no te comerías una manzana, no es hambre real». Pues siento desmentirte este mito, porque, aunque nos pese, la comida también puede ser la llave de esa hambre vital. Puede calmar otros vacíos de nuestra vida: darnos sostén, distraernos, hacernos sentir mejor. La comida gratifica lo que, a veces, la vida no da. ¿Y qué quieres que te diga? Me parece un alivio.

Supongo que quienes dicen eso de la manzana son los mismos que se toman un vino «por sed». Ahora lo entiendes mejor, ¿verdad? Solo que el alcohol es prescindible y tóxico. La comida no, de hecho, si no la consumimos, nos morimos (o vivimos en condiciones bastante pésimas).

Amélie Nothomb en su libro *Biografía del hambre* dice: «Mi hambre debe entenderse en un sentido más amplio: si solo se hubiera tratado de hambre de alimentos, no habría sido tan grave. Pero ¿existe realmente eso de tener solo hambre de alimentos? ¿Existe un hambre de estómago que no sea el inicio de un hambre generalizada?» (Nothomb, 2006).

No puedo estar más de acuerdo. No es solo hambre de comida, sino una que llene ese vacío, la falta de descanso y muchas otras carencias.

Una de mis chicas comía en grandes cantidades cuando se sentía agotada. Es una mujer delgada, con una relación bastante aceptable con la comida cuando llegó a consulta, pero refería ese comer emocional. Le creaba mucho malestar porque no entendía de dónde salía. Era capaz de comer mucha comida, sin llegar a atracones, pero con esa sensación de descontrol. Al analizar su situación y ver qué patrones había en esas ingestas descubrimos que, como no era capaz de desconectar nunca, de darse ratos para ella misma, de parar y descansar, había encontrado en la comida una forma de hacerlo. Desde niña, había asumido muchas responsabilidades. Esto la había hecho estar siempre disponible para los demás, pero nunca para ella misma. Había conseguido que comer de esa manera la obligase a parar. Su cabeza iba a mil, pero al comer de esa forma lograba desconectar un rato y luego anestesiarse con la comida en la tripa, aunque rápidamente aparecía el malestar por la culpa. No era falta de control, sino un agotamiento extremo del que solo la comida le proporcionaba una tregua. La realidad es que esa forma de comer era su puerta al descanso, lo que la salvaba de su propia hiperexigencia.

Desde un enfoque clásico, se habría penalizado la comida y se habría prohibido ciertos alimentos, pero yo nunca lo hice. Ni le cambié la comida por una versión más sana de esta, ni le di trucos para evitar comer. El abordaje fue mucho más complejo.

Lo primero: la ducha. Mis chicas sabrán de lo que hablo. Cuando estés cansada, cuando no sepas qué te pasa, cuando estés bloqueada, métete en la ducha. Y, de repente, sentirás el agua, el calor o el frescor sobre la piel. El recorrido que hacemos con las manos al lavarnos es una forma muy concreta y cotidiana de volver al cuerpo.

Si, además, acompañas ese momento con la respiración —como ya te he contado antes—, es probable que puedas habitarte un poco más. Estar menos en la cabeza y más en ti.

En el caso de esta paciente la alternamos con la práctica de yoga, poniendo límites a sus horarios para que pudiera guardar cada día al menos media hora para ella, sin hacer nada, sin el móvil, solo tumbada y relajada. Limitó el uso de las redes sociales, empezó a leer antes de dormir y la comida volvió a ocupar el lugar que le pertenecía.

El hambre es hambre; no se ignora, no se distrae, se atiende.

Este tipo de distinciones nos devuelve a la culpa. Si comes unas galletas, es porque eres débil, una caprichosa sin fuerza de voluntad, que sucumbe a los pecados de las harinas. ¡Basta ya! Te comes una galleta porque te gusta, y porque lo decides, no tienes que justificar cada bocado que te llevas a la boca. Y no, las galletas no tienen que ser saludables, solo tienen que estar sabrosas. Eso déjaselo al brócoli.

Aunque también te digo, si nunca te atrevías a comer galletas y ahora lo haces a pesar del miedo, esa es la opción más saludable que has tomado con respecto a la comida. Lo que es saludable para mí no necesariamente lo es para ti, por ello, no pierdas el foco. Lo importante es cuánto de sano es para ti.

Imagina una de esas situaciones que claramente gestionas con comida. Visualízala. Ahora piensa, ¿cómo te sentirías si en vez de comer galletas te comieras unas manzanas? ¿Mejor? ¿Más aliviada? Pues siento decirte que el abordaje es el mismo. Transitar esa situación incómoda con manzanas, además de ser injusto para ti, porque no es lo que quieres comer, es lo mismo conductualmente. Además, lo que suele ocurrir es que empiezas comiéndote una manzana para evitar las galletas y luego, como tienes aún hambre, te comes un yogur con nueces y al rato unas lonchas de pavo y más tarde te haces una tostada con queso.

Encima de que estás triste, tienes miedo a engordar, te preguntas qué será lo próximo. ¿Vivir? ¿Sentir? Lo sé porque yo he estado ahí, pero quizá sea el momento de dar más importancia a cómo te sientes que al efecto de unas galletas en tu cuerpo.

La cultura de dieta nos hace vivir con miedo, evitando la plenitud vital por las posibles consecuencias. Es la cárcel y el carcelero. Y da pánico salir de ahí.

¡Algo tan sencillo como la comida, a la cual tenemos en general fácil acceso, es un auténtico lujo, y no algo contra lo que luchar!

Quedarnos solo con la parte nutritiva es renunciar al placer y, de nuevo, darle alas a nuestra amiga la culpa. Y te recuerdo que aquí la culpa engorda.

Separar tipos de hambre, como la fisiológica y la emocional, no es más que otra trampa de la cultura de dieta.

Incluso yo, a pesar de mi formación como nutricionista, caí en esta división. A base de leer mucho, de años de consulta y de mi propia experiencia como mujer, me he dado cuenta de que no es más que otra triquiñuela para hacernos sentir culpables.

Te propongo otro ejercicio:

2. ¿CUÁNDO SIENTES QUE COMES DE MANERA EMOCIONAL?

Escribe las situaciones de forma detallada. Trata de identificar qué emoción estás sintiendo sin meterlo todo en el cajón de sastre de la ansiedad. Esta emoción se ha convertido en la actualidad en el comodín de todos nuestros males. Si no llego a final de mes, ¡es ansiedad! Si me paso la vida en el trabajo por un sueldo miserable, ¡es ansiedad! Si no estoy produciendo veinticuatro horas, ¡es ansiedad! Si me quedo en casa porque no tengo energía para salir, ¡es ansiedad!

Hay que empezar a llamar a las cosas por su nombre. Esto no es ansiedad, sino las consecuencias de un sistema capitalista donde la productividad y el consumismo nos consumen. Así que te pido que, si te comes unas pastas en una reunión porque estás nerviosa, registres la sensación como nerviosismo y no como ansiedad. Haz este registro durante una semana para que tengas tiempo suficiente para sacar conclusiones.

Sé que soy insistente, pero es importante que puedas verte de una forma más global y que, desde ahí, identifiques si hay un patrón en tu conducta. Dicho esto, ¡vamos al lío!

SITUACIÓN	¿CÓMO ME SIENTO?	ALIMENTO ELEGIDO	¿QUÉ ETIQUETA LE PONGO A ESE ALIMENTO?	¿CÓMO ME SIENTO DESPUÉS?	¿QUÉ ME DIGO?
Estoy en casa sin nada que hacer después del trabajo.	Aburrida.	Galletas.	Guarrada.	Culpable.	No tengo remedio.
Tengo un poco de hambre.	No sé si es hambre o aburrimiento.	Vaso de leche con cereales.	Son muy calóricos.	Mal, me he puesto más de lo que quería en un principio.	No sé para qué empiezo si no paro. No tengo fuerza de voluntad.
Llevo todo el día en la oficina, me he tenido que quedar más tiempo por una entrega.	Cansada.	Hamburguesa.	Basura.	Mal.	Siempre hago lo mismo.

Ahora comentemos los resultados. ¿Cuántos de esos alimentos son neutros para ti? Es decir, no los tienes en el cajón de «mejor no los como» o en el de «cuando adelgace, los comeré». Sin ver tu registro, y siendo un poco arrogante, creo que no me equivoco si digo que todos o casi todos. No es que yo sea un poco bruja, pero es que cuando hay alimentos prohibidos y restricción mental o conductual, estos son a los que recurres cuando ya no puedes más y solo en esas circunstancias te los permites.

La única manera de que pierdan poder y dejen de estar prohibidos, sin connotaciones negativas en tu vida, es comerlos. Sí, la respuesta es **COMER**. Ya sé que esta es la respuesta contraria a la que te dan las dietas, pero estarás conmigo en que las dietas nunca te funcionaron. Porque las dietas **NO** funcionan, ¿si no qué haces aquí?

Seguro que ahora piensas que vas a engordar veinte kilos y que si no tienes cuidado acabarás expandiéndote sin remedio hasta que un día explotes como una pompa de jabón. Como ya te dije antes, no sé qué pasará en el futuro, pero puedo imaginarme que quizá ahora pesas más que cuando empezaste la primera dieta. Tal vez tu mente no sea la más adecuada para ayudarte en esto, así que conecta con tu cuerpo y hazle caso. Como dice una de mis profesoras de yoga: «Donde va la energía, va la atención». Es hora de dedicar más energía a nuestro cuerpo, y menos a la cabeza.

Principio III. Hacer las paces con la comida

Si te vuelvo a preguntar qué significa la comida para ti, seguro que surgen dicotomías: disfrute y guerra, placer y culpa, exceso y restricción...

El objetivo de este proceso es hacernos de nuevo amigas de la comida, de la energía que nos permite vivir. No hablo de hacerlo de manera apática, medio apagada, sino de VIVIR desde el gozo, desde el disfrute pleno de la vida. La comida no es ni buena ni mala. No debemos ocultar nuestros gustos ni temer comer en exceso, sino saborear y disfrutar lo que nos da la vida.

Algunas de mis chicas no se permiten ciertos alimentos porque creen que si empiezan a consumirlos, no podrán parar. Esto las lleva a temer su relación con la comida y a sentirse fracasadas en este ámbito, a pesar de que lideran equipos, sacan adelante a sus hijos y son mujeres increíbles.

Cuando haces las paces con la comida, esta está ahí, y tú decides qué comer, qué probar, cómo y cuándo, sin que sea necesaria una ocasión especial o tengas que ganártelo. Porque siempre mereces comer.

Este principio trata de que te des —y te creas— que tienes permiso incondicional para comer, y eso quiere decir para comer lo que quieras.

Si has hecho muchas dietas, llevas tiempo sin decidir qué comer por ti misma y cargas con una lista de alimentos prohibidos a la espalda. Cada dieta que has hecho ha eliminado una buena cantidad de alimentos o te ha dejado claro que es mejor no consumirlo o hacerlo con moderación. Tanta información y miedo sobre la comida ha reducido tu alimentación a una cantidad mínima de alimentos que puedes comer sin ningún tipo de remordimiento ni culpa.

Si ahora te tomas un tiempo para pensarlo, verás que son muy pocos y que, por supuesto, ninguno coincide con tus alimentos preferidos. O quizá vengan con alguna norma añadida que establece la cantidad, la frecuencia o que siempre deban ir acompañados de fruta o verdura.

En este punto se habla de permiso incondicional, así que no hay cantidades, ni frecuencias, ni maneras específicas de comer.

Quizá lo que voy a decirte te haga entrar en pánico y que un sudor frío recorra tu espalda, pero puedes comer lo que quieras y cuando quieras.

Para mí es una obviedad, pero como mujer, y sobre todo como nutricionista, no lo ha sido. Porque yo era la que tenía que elegir qué alimentos eran los mejores para mis pacientes, en qué cantidad debían consumirlos, de qué manera comerlos, en qué situaciones y cuándo evitarlos.

También es una broma que seamos adultas funcionales para todo —desde trabajar, atender una casa, niños, parejas, mascotas, padres...— y no podamos elegir qué comer y cuándo. Ya es hora de que la que decida qué comer seas tú.

Digo yo que a estas alturas del partido si somos sumamente responsables para desempeñar nuestro trabajo, hacer la declaración de la renta, conducir de forma cívica... podremos, al menos, elegir qué comer. Tenemos criterio más que de sobra para ello. Ahora solo falta que te creas que también eres libre.

Sé que piensas que si eliges en cada momento qué comer desde la total libertad, solo elegirás todo aquello que te has —y te han— prohibido. Y sí, es así. La privación hace que desees lo prohibido, que comas mucho para aprovechar la oportunidad como si fuera la última vez.

¿Qué cambia entonces? Que el permiso sea incondicional. Cuando de verdad estén permitidos para ti, sin normas, dejarán de estar prohibidos y ya no resultarán tan atractivos. Pasarán a ser uno más de entre todo lo que puedes comer.

En la primera consulta con mis pacientes siempre les digo que no hagan una «fiesta de despedida», que yo no les prohibiré ningún alimento, sino que lo más seguro es que añada algunos a su vida. Y no suele fallar la respuesta: todas me dicen que ya la han hecho.

Ante la idea de que va a haber una restricción, la apetencia por los alimentos se dispara, incluso aunque sean unos que ni siquiera disfrutas ni realmente te gustan.

Hacer esa fiesta de despedida también te confirma, por otro lado, que necesitas poner orden en tu alimentación, y qué mejor que una dieta para lograrlo. Y así, una y otra vez, vives entre periodos de restricción y de exceso. Lo que no ves es que la privación produce ese descontrol y sigues creyendo que es tu falta de voluntad.

La realidad es que el exceso de control frente a la comida lleva al descontrol; son dos caras de la misma moneda.

El permiso tiene que ser incondicional. No puedes permitirte el alimento que te tienes prohibido con normas, es decir, un número determinado de galletas, solo una chocolatina a la semana..., eso no es incondicional. Haz el esfuerzo de repetirte que siempre mereces comer. No cuentes cuántas veces lo has comido, intenta disfrutarlo despacio, conectada con las señales de tu cuerpo, con el sabor, y deja que sea el alimento el que, de forma natural, deje de apetecerte.

Es normal que te asustes y que quieras parar y de nuevo hacer una restricción porque «te has portado mal». Pero ya sabes que eso no funciona, lo has experimentado demasiadas veces.

Te cuento lo que sucede en individuos sanos cuando hay restricción, según el llamado estudio de Minnesota. Este se llevó a cabo entre 1944 y 1945 por el fisiólogo Ancel Keys en la Universidad de Minnesota. Él quería estudiar los efectos fisiológicos y psicológicos de la semiinanición, y, desde ellos, desarrollar estrategias de rehabilitación nutricional para la población desnutrida como consecuencia de la Segunda Guerra Mundial.

Para el estudio seleccionó a treinta y seis hombres sanos y objetores de conciencia del servicio militar; el experimento duró un año y lo dividió en tres fases:

- **Fase de control:** durante doce semanas, la dieta de los participantes fue normal, para poder recoger datos sobre su salud tanto a nivel físico como a nivel emocional.

- **Fase de semiinanición:** a continuación, durante veinticuatro semanas la dieta de los participantes se redujo a la mitad, lo que les ocasionó una gran pérdida de peso y varios efectos negativos tanto psicológicos como físicos.
- **Fase de rehabilitación:** finalmente, durante doce semanas, se establecieron estrategias de realimentación en los individuos desnutridos.

Se observó que durante la fase de inanición los participantes habían perdido alrededor de un 25 por ciento de su peso, tenían fatiga, edemas en las piernas, debilidad muscular y su temperatura corporal había descendido. A nivel psicológico padecían depresión, irritabilidad, disminución de la libido, aislamiento social y conductas obsesivas con la comida.

Muchos de los síntomas que experimentaban los participantes son comunes en trastornos de la conducta alimentaria. Los resultados del estudio se publicaron en 1950, y han sido la base de tratamientos de renutrición en situaciones de crisis humanitarias y en la recuperación de los trastornos de la conducta alimentaria.

Con esto te quiero decir que la privación de comida siempre tiene consecuencias físicas y psicológicas, ya que la prohibición de comer ciertos alimentos aumenta el deseo por estos; por tanto, ninguna dieta va a ser inocua.

Te creas normas, que menos mal que las rompes, y así aumentas la mala relación con la comida, la desconfianza en ti por no poder cumplir con lo que te exiges y la frustración. Te cuentas que no tienes remedio, que eres un desastre y que no tienes voluntad, mientras que son las normas alimentarias, las dietas, las propias restricciones las que hacen que te comportes así.

Por un lado, restringir unos alimentos hace que al romper esas pautas te culpes. Y, por otro, como ya te he contado antes, cuando te hablé de la habituación, las restricciones mentales también generan ese efecto. Por tanto, tan importante es la comida como lo que te dices sobre ella.

Hacer las paces con la comida significa que le des el mismo valor a comer un puré de calabacín que un bocadillo. No dice nada de ti que elijas uno u otro, no eres supersana por elegir un puré, ni un desastre por comerte un bocata. No te dices lo sanísimo que es el calabacín, ni te cuentas sus propiedades nutricionales cuando lo comes, pues a partir de ahora harás lo mismo cuando comas otro alimento que tengas en la lista de los «no permitidos», ambos son comida.

Lo sé, es difícil, sobre todo en esta sociedad en que la comida se está convirtiendo en una forma de mostrar un estatus social. La realidad es que para tener una alimentación sana hay que trabajar desde ahí.

Cuando empiezas a permitirte ese alimento que estaba prohibido para ti, no te lo quitas de la cabeza, y desearás comerlo a todas horas. Es normal. Deja que pase. La realidad es que, cuando te los permites, te cansas, y ya no necesitas seguir consumiéndolos. Dejan de ser algo especial.

Te cuento un ejemplo. Una de mis chicas era muy fan de las napolitanas. Se las comía siempre en el intercambiador del metro, en los típicos puestos que hay. Para ella era como su talón de Aquiles, porque pensaba que de ahí venía el atracón.

Un día, en consulta, hicimos una práctica de alimentación consciente y probó la napolitana —esa que siempre se comía casi avergonzada entre los pasillos de la estación— y descubrió que, en realidad, ni siquiera le gustaba el sabor. Cuando la saboreó despacio le desagradó tanto que, desde entonces, no ha vuelto a comer ninguna.

Se dio cuenta de que lo único que le gustaba era comerla de esa manera rápida, como a escondidas. Era su forma de abrir la puerta a otros alimentos que tenía prohibidos. Una vez rota esa norma impuesta de no consumir napolitanas, aprovechaba para comer todo lo que se le pusiera por delante, porque el día siguiente se saltaría el desayuno y se pondría en serio con la dieta.

Con esta práctica, y sobre todo con el permiso incondicional a la comida, entendió que lo que producía ese efecto no era su falta de voluntad, sino la prohibición.

Aunque cueste creerlo, cuando todos los alimentos están al mismo nivel —sin etiquetas de «bueno», «malo», «sano», «insano», «ultraprocesado» o «permitido»—, dejan de tener ese valor añadido que los hace tan atractivos.

Ya no hay alimentos con luces de neón que gritan: «¡Prohibido, pero irresistible!». Todos pasan a estar en igualdad de condiciones.

Y desde ahí, desde ese terreno más neutral, empezamos a elegir según lo que necesitamos ese día, lo que nos apetece, lo que realmente nos sienta bien.

Cuando nos damos permiso incondicional para comer, también disminuye la frecuencia con la que elegimos los alimentos que antes nos habíamos prohibido. No porque nos controlemos mejor, sino porque ya no hay guerra.

A continuación, te propongo un ejercicio.

1. EL BOTE DE LOS LOGROS. ¿CÓMO MEDIR TUS AVANCES?

Sanar la relación con la comida es un proceso lento, costoso y que se hace a pasitos. Por desgracia, no te levantas un día y, de repente, la culpa ha desaparecido, no piensas nada en comida, estás tranquila con tu cuerpo y no anhelas perder peso. Es un trabajo duro y a veces desolador. Te seré honesta, tras más de quince años en consulta no puedo decirte otra cosa: sanar la relación con la comida en un mundo que te incita a estar continuamente en guerra con ella y con tu cuerpo es abrumador. Pero si por fin queremos vivir en paz y proteger a nuestras niñas para que no pasen por lo mismo que nosotras, no hay más. Así que ponte el cuchillo entre los dientes.

A mis chicas les recomiendo que apunten sus logros, por insignificantes que les puedan parecer. Ya te digo que nunca lo son. Yo recomiendo que los escriban a mano, en un papelito que puedan doblar y meter en un bote de cristal vacío. De esa manera, se van acumulando los logros de cada día y, en vez de que cada comida sea una lucha, le van ganando terreno a la cultura de dieta y a la culpa.

Cuando tienen un día malo, en el que sienten que no avanzan, van a su bote y leen unos cuantos papelitos, o todos, y de esta manera conectan de nuevo con el camino que quieren seguir.

¿Qué logros se anotan? Pues todos. Te dejo algunos casos reales de mis chicas.

«Ayer me apetecía pedir comida. Es algo que nunca hago sola. ¿Cómo voy a pedir comida para mí? ¡Qué vergüenza! Pues la pedí, y me sentí bien. Pude disfrutar, aunque al principio estaba incómoda».

Otra de mis chicas, Clara, me decía: «El otro día fui a un cumpleaños, y yo siempre me como todos los dulces que me ponen, aunque en realidad no me gustan. En esta fiesta me sentí tranquila, comí lo que me apeteció y no estuve pendiente de la comida. Al final, cuando sirvieron la tarta, empecé a comer y no me gustó, y fui capaz de dejarla a medias. En otro momento, habría comido todo lo que me pusieran por delante, aunque no me gustase, habría estado más pendiente de la comida que de la gente y de la fiesta y me habría fijado en lo que comían mis amigas».

Patri me comentaba: «Voy a casa de mis padres y siempre tiro directa a la cocina. Allí guardan un cajón con patatillas, kikos, gominolas y cosas así. Rebusco y me lo como todo de pie y rápido, porque me sigue dando vergüenza que me vean y me regañen, a pesar de mis cuarenta años. Desde que tengo los *snacks* que me gustan en mi casa, ya no los busco en casa de mis padres, y solo los como cuando realmente me apetecen. Nunca pensé que eso fuera posible».

Y así, un testimonio tras otro: «Los domingos por la tarde picaba mucho, siempre los he llevado mal y a la hora de cenar sentía que ya estaba descarriada, así que me pedía una hamburguesa. Luego me sentía fatal. En realidad, lo hacía a modo de castigo: "Como has comido mal, remata hasta sentirte fatal mental y físicamente". Ya los fines de semana no los aprovecho para comer de una manera y el lunes empezar la dieta no-dieta. Ahora como de una manera que no depende del día de la semana, ni de la estación, ni de nada externo. Solo de mí. De mis gustos, de mis circunstancias, de mis apetencias. Y no recuerdo cuándo fue la última vez que pedí una hamburguesa un domingo».

Si no te convence la idea de usar un bote, puedes crear una sección de logros en las notas del móvil. O bien puedes comprarte una libreta pequeña que lleves contigo y donde apuntes todo lo que vas consiguiendo. Puedes usar el formato que desees y que te asegure no olvidar cada pequeño triunfo.

Principio IV. Desafiar a la policía alimentaria

La policía alimentaria es ese Pepito Grillo cabrón que todas hemos interiorizado con las normas de las dietas, esas voces externas que nos han dicho qué y cómo comer, qué ejercicio hacer, cuándo, y una lista infernal de conductas para perder peso. El trabajo externo ha sido tan amplio y potente que llega un punto en que no hace falta que nadie te repita esas cosas; tu voz interior habla su idioma, el de la cultura de dieta.

Como ya te he comentado, todos nacemos comiendo de manera intuitiva, pero la información sobre la comida, el ejercicio y la salud nos llega a través de nuestro entorno. Es casi imposible que en un mundo que demoniza la comida, estigmatiza a las personas gordas, alaba la delgadez y promueve un único modelo de cuerpo, la información que hayas recibido sea neutra.

De niñas aprendemos a relacionarnos con la comida igual que lo hacen nuestros adultos de referencia. Y no solo imitamos las conductas, sino también la manera de referirse a la comida, al cuerpo y, en definitiva, a todo lo que hemos estado hablando. Además, los medios de comunicación, las dietas, las revistas, los nutricionistas o los endocrinos a los que hayas acudido han contribuido a tener un montón de información sobre nutrición que, en muchos casos, no es veraz y que me atrevo a decir que solo tiene como objetivo la pérdida de peso.

Este principio busca, en primera instancia, que identifiques a la poli o a ese Pepito Grillo cabrón, como algo externo a ti. Seguramente te hablas así desde hace tanto tiempo que ya crees que es parte de ti. La realidad es que no nacemos con esos pensamientos ni creencias de forma genuina, y se crean a partir de las opiniones de los demás, de nuestro contacto con el mundo en el que vivimos y de nuestras experiencias vitales. Así que coge esa voz que repite mantras limitantes sobre la comida, el cuerpo y lo respectivo a la salud y devuélvesela a quien le pertenezca.

Ahora ha llegado el momento de que desafíes a la poli. Tranquila, no quiero que acabes en la cárcel de la comida, esa en la que en realidad ya estabas encerrada y de la que voy a ayudarte a salir. No lo conseguiremos con un butrón en la pared o por un descuido de la seguridad. Saldrás como la señora que eres, ya que este internamiento fue injusto y despiadado. Si miras a tus compañeras de celda, puedes reconocer a muchas de las mujeres de tu entorno, y a otras desconocidas, todas hemos estado ahí. Establece un diálogo interno más amable y realista, esto te ayudará a tratar el tema de la alimentación desde un punto más equilibrado, sin irte a los extremos. El blanco y negro ya no son tus colores, vas a experimentar una paleta más amplia de tonos.

Las normas de la policía alimentaria se estructuran de esta forma:

- **Reducen los alimentos a calorías y nutrientes**, pero de forma aislada, como si un único alimento fuera tan poderoso como para salvarnos o enfermarnos. Es una manera de inducir miedo, que te cuides desde el control absoluto. Ejemplos: «No puedes comer aguacate; tiene muchas calorías», «Las uvas es mejor evitarlas, engordan mucho», «Como sigas comiendo así, enfermarás».
- **Moralizan la comida**, distinguen alimentos buenos, malos, basura, guarradas... y dotan de virtud a un estilo de alimentación, y de irresponsabilidad y fracaso al resto. Ejemplos: «No te puedes comer eso, es una guarrada», «¿Te vas a comer todas esas porquerías?», «Ya te vale cómo comes», «Las patatas fritas son cancerígenas».
- **Valoran los alimentos desde la parte saludable, pero también con una estrategia de control** y no como mera información: hablan de los alimentos sanos, insanos, ultraprocesados, procesados, «comida real». A mí este punto siempre me ha llamado mucho la atención, supongo que la distinguen de la comida fícticia, o de la de juguete de los niños, o de la que ven en su imaginación... Ejemplos: «Deberías comer comida real», «Comer ultraprocesados te va a matar», «Si supieras lo que contiene una galleta, te comerías un brócoli».
- **Condicionan el consumo de alimentos a la actividad física** y a unos horarios. Ejemplos: «Si no haces deporte,

no puedes comer arroz», «Comer pasta sí, pero cenarla nunca, que me meto en la cama y no gasto nada», «¿Cómo te vas a comer una pizza un lunes?».

- **No incluyen el placer**, ni la parte más hedónica de la comida. Ejemplos: «Esto es lo que tienes que comer», «No añadas salsas, sirve un poco de aceite de oliva muy medido», «Cuando adelgaces, te lo podrás comer».
- **La alimentación y lo relacionado con ella se plantea en términos de esfuerzo, disciplina y merecimiento.** Ejemplos: «No seas floja, y no te lo comas», «Sin fuerza de voluntad cómo vas a adelgazar», «No merezco cenar, no me he movido en todo el día», «Si no pierdo peso esta semana, no iré a la piscina».

Lo que busca este principio es que dejes de asumir como propios esos mandatos de la cultura de dieta y empieces a tratarte como a la persona que eres y mereces ser. Que abandones esa tiranía aprendida y ejerzas, aunque sea un poquito, la autocompasión contigo misma.

La compasión se define como «un sentimiento de tristeza causado por el sufrimiento ajeno». Es el deseo genuino de aliviar el sufrimiento del otro al reconocer su dolor. Nace desde el amor y el respeto. En cambio, la complacencia se define como placer o satisfacción. Nace del miedo al rechazo, a la culpa o de una necesidad de aprobación. Es hacer o decir lo que otro —o incluso yo misma— quiero, para evitar conflictos, agradar o ser aceptada.

Así que espero que, después de esta distinción, no creas que tener un discurso compasivo contigo tiene que ver con abandonarte. Todo lo contrario, significa escucharte, atenderte y no juzgarte.

Veamos unos ejemplos para que distingas ambos conceptos.

Imagina que estás en una comida familiar, te ofrecen un trozo de tarta de postre y tú ya estás llena.

Respuesta desde la complacencia: tu voz interior te dice que no seas borde y te la comar. Se enfadarán si no lo haces, así que al final te lo comes, te sientes más llena y acabas enfadada contigo misma.

Respuesta desde la compasión: «Te lo agradezco, tiene muy buena pinta, pero estoy llena. Gracias».

Ahora cambiemos lo que dice ese Pepito Grillo cabrón por un enfoque compasivo de alimentación intuitiva:

«No necesitas comer eso» → «Claro que lo necesito, la alimentación tiene que ser flexible».

«El pan blanco es veneno» → «Ningún alimento es venenoso ni puede matarme».

«Mañana tendré que compensar lo que he comido hoy» → «No tengo que ganarme la comida».

«¿Tú te comes eso? Pensé que te cuidabas» → «¡Y lo hago! Cuidarse no es hacer dieta».

«Ese postre engorda con solo mirarlo» → «Una comida por sí sola no tiene el poder de engordar».

«Esto son calorías vacías» → «La comida no son solo calorías, es placer, conexión, vida...».

«Lo que no va a la basura, va a la cintura» → «La comida no es un medio para adelgazar».

«Puestos a pecar, lo hago bien» → «La comida no es un pecado, no tengo que excederme hoy, puedo comer lo que quiera cuando quiera».

«Es solo un antojo, no es hambre real» → «Los antojos son formas reales de hambre. Siempre merezco comer».

«Puf, vas a reventar, eres una tragona» → «Estaré más atenta a mi saciedad para no volver a acabar así de llena».

No estás rota ni eres débil por tener una sargento de la comida dentro. Todas la hemos tenido. Es el resultado de años de adoctrinamiento disfrazado de salud y fuerza de voluntad.

Desafiar esa voz es un trabajo continuo: hay días en que ni la oirás y otros en los que te gritará con un megáfono. Es una cuestión de práctica. Cuanto más la desafíes, cuanto menos compres ese discurso tirano, más fácil será dejar de oírla. Y si aparece, tendrás herramientas para reconocer que esa voz no es tuya y para decidir qué es lo mejor para ti en ese momento, desde la escucha y el cariño, y no desde la obediencia o la culpa.

Aquí la que manda eres tú. No necesitas más fuerzas del orden.

Principio V. Percibir la saciedad

Este principio, igual que hemos hecho antes con el hambre, busca que aprendas a identificar la saciedad.

No es un truco para comer menos, ni una estrategia que limita la comida. Se trata de que aprendas sobre tu saciedad y qué factores pueden afectarla.

Como hemos visto en la escala del hambre, hay diferentes puntos de saciedad que pueden ser cómodos o más incómodos, y generar molestias físicas.

La saciedad se ve muy influenciada por las dietas y la privación de comida. Si has medido siempre tus raciones y lo que comes en general, es probable que seas incapaz de dejar nada en el plato por más llena que estés. Si sigues teniendo alimentos prohibidos, no conseguirás dejar ni algo testimonial en el plato, porque estás comiendo desde la restricción.

Si te has criado en un entorno en el que la comida escaseaba o en el que dejar comida en el plato era casi una ofensa, te costará dejarte comida.

Por eso, date tiempo, trabaja mucho sobre el permiso incondicional sobre la comida, para que este ejercicio de desapego te sea más sencillo.

¿Cómo sueles acabar las comidas? ¿Llena? ¿Muy llena? ¿Bien? Analiza cómo acabas en general, olvídate de la escala, usa el día de hoy como ejemplo, ¿cómo te has sentido con lo que has comido respecto a la saciedad? ¿Sueles tener hambre rápidamente?

Si acabas muy llena, es posible que estés comiendo muy rápido, en menos de veinte o treinta minutos, o que estés empezando a comer desde un hambre atroz.

Percibimos menos la saciedad cuando comemos sin atención, con el móvil en la mano o delante del ordenador. Reflexiona: ¿la cantidad que había en el plato era lo que realmente necesitabas hoy? Has comido prestando atención a una tarea, pero desconectada de tu cuerpo. Cuando comes así, la cantidad es independiente de tu hambre y a veces ingieres más de lo que necesitas o menos si hay una ración preestablecida que no concuerda con tu hambre.

Comer despacio y con atención afecta mucho a la saciedad. Pongamos un ejemplo para que te resulte más claro.

Si has comido en un restaurante minimalista, donde hay un *maître* amabilísimo, un camarero que te presenta los platos y te dice qué son, porque es prácticamente imposible distinguir el lenguado de los guisantes y del *parmentier*. A su vez van cambiando los platos, te presenta a los siguientes, y puede que hayas comido cuatro o cinco platos que, si los pusieras todos en uno, no alcanzarían ni la ración de una comida normal. ¿Cómo es posible que acabes tan llena? Querida, el tiempo hace mucho en la saciedad.

La saciedad no es inmediata, el cerebro, en concreto el hipotálamo, necesita de esos veinte a treinta minutos para recibir las señales del estómago y saber si estamos llenas; si comemos en menos tiempo, estas señales se perciben mucho después y pueden acabar resultando más incómodas. (Forero-Bogotá y Gómez Leguizamón, 2021).

Es importante que lo que comas tenga una densidad energética adecuada. Los platos que incluyen fibra (como verduras o cereales integrales), una buena fuente de grasa y suficiente proteína tienden a ofrecer una saciedad más sostenida.

Por ejemplo, una ensalada verde con poco aceite y una lata de atún puede llenarte en el momento, pero al cabo de una hora probablemente vuelvas a tener hambre. Lo mismo puede ocurrir si comes un plato de pasta sin verduras y con muy poca proteína: aunque la ración sea grande y termines llena (incluso incómoda), es posible que en poco tiempo vuelva el ruido de estómago.

No se trata de seguir una estructura rígida ni de convertir esto en una nueva norma. Lo que quiero es ayudarte a entender por qué un plato puede ser suficiente en cantidad, pero no en saciedad. Y que así puedas ajustar desde la escucha, sin culpa ni control, solo para sentirte mejor.

Te voy a dar ideas para que tus comidas sean más saciantes, recuerda que son solo un planteamiento y que no tienes la obligación de incorporarlas a tu vida.

ALGUNAS IDEAS:

1. Ensalada verde con atún y un poco de aceite de oliva: añade trozos de aguacate, frutos secos al gusto (nueces, pistachos, anacardos), huevo duro y un aliño de AOVE o tahini, lascas de parmesano y una base de quinoa o arroz integral.
2. Caldo de verduras: úsalo de base y añade un hidrato de carbono en forma de garbanzos, por ejemplo, o fideos integrales o arroz y una proteína como un huevo escalfado, tofu o pollo desmigado.
3. Pasta con tomate frito y un poco de queso rallado: pasta integral con pisto, queso parmesano y huevo a la plancha o tiras de heura.

4. Arroz integral con brócoli y zanahoria al vapor: añade un puñado de anacardos, *tempeh* o pollo marinado y unas tiras de aguacate.

5. Crema de calabaza: utiliza lentejas rojas o soja texturizada, queso batido o bien un preparado de soja para cocinar, y unas semillas y pipas de calabaza.

Ideas para desayunos, media mañana o meriendas más saciantes:

1. Rebanada de pan integral con AOVE, queso *cottage* y tomate seco.
2. Rebanada de pan integral con queso crema y aguacate o fresas.
3. Rebanada de pan integral con queso crema y compota de fruta casera.
4. Rebanada de pan integral con tomate, aguacate y huevo a la plancha o escalfado.
5. Rebanada de pan integral con tomate, aguacate, salmón ahumado o vuna y cebollino.
6. Huevos revueltos con verduras y una rebanada de pan integral.
7. Tosta de pan integral con humus y tiras de pimiento asado.
8. Tosta de pan integral con humus y fresas cortadas.
9. Pan integral con rúcula, tomate y fiambre de al menos un 70 por ciento de carne.
10. *Porridge* o gachas de avena con fruta cortada y canela de Ceylán. Si te gusta, añade unas lascas de chocolate puro.
11. Pudin de chía.
12. Yogur natural lácteo o de soja sin azúcares añadidos, fruta, dos cucharadas de avena o de los cereales que

te gusten o granola sin azúcares añadidos y un poco
de crema de cacahuete.
13. Plátano, onzas de chocolate del 70 por ciento y picos
    integrales.
14. Tostada de pan integral con plátano chafado y choco-
    late rallado.
15. Fruta con crema de cacahuete o tahini.
16. Dátiles rellenos de queso crema o vegano.

Si sigue habiendo mucha restricción es posible que no seas
capaz de dejar nada en el plato, si quieres empezar a aprobar
cómo sería puedes practicar preguntándote cómo de saciada
estás cuando lleves la mitad del plato. No como medida de restricción, sino para que vayas notando esa saciedad, si hay señales en el estómago, si te notas aún muy hambrienta o razo-
nablemente saciada. Se trata de que puedas escuchar a tu
estómago durante el proceso de comer, y no cuando ya hayas
terminado. Una vez que te respondas, decide si sigues comiendo o no, si necesitas más. Imagina que estamos comiendo juntas, pedidos unos entrantes para compartir y un plato principal
para cada una, cuando acabemos yo te voy a preguntar si estás
bien, si te apetece algo más o si se te antoja un postre.
   Cuando no hay tanta restricción, a mis chicas educadas en
acabar los platos —entre las que me incluyo— les propongo que
se dejen algo de comida. Lo que menos les guste, algo que no
cambie significativamente la comida si se deja. Y a veces resulta
misión imposible. Las creencias con la comida están muy arrai-
gadas, pero algo que funciona siempre es saber que no será la
última vez que lo comas, que puedes comerlo en cualquier momento y que la comida está disponible para ti. Es la mejor medida
para que la comida no te domine.

Principio VI. Descubrir el factor de satisfacción

Este principio me encanta. Si estás acostumbrada a seguir dietas o normas alimentarias, es muy fácil olvidar que la comida tiene que satisfacerte, aportarte placer, gustarte. Es muy complicado alimentarte de una forma que no aporta un mínimo de gozo, que no te permite disfrutar de lo que comes. Las dietas promueven platos insípidos, sosos y en general poco alineados con los gustos personales. Al cabo del tiempo te acostumbras a comer un número limitado de alimentos, elaborados del mismo modo. La comida está bien, te sacia, pero no te satisface. Yo a esto lo llamo «comida de batalla», esa que hacemos un día de forma rápida porque no hay nada en la nevera. El problema es que este sea tu día a día.

Ya sabes de dónde vengo y todo el viaje que he hecho, he sido esa nutri que creía que lo mejor era comprar un pulverizador de aceite para no excedernos.

Buscar la satisfacción en la comida es una manera de convertirla en algo importante, de darle el lugar que se merece en nuestra vida. Movidas por la prisa de esta sociedad, comemos muy rápido y de manera mecánica, es un mero trámite para seguir con nuestras tareas. No sabes si estaba bueno, ni casi lo que has comido, pues no te ha dado tiempo ni a saborear.

En cambio, la comida ocupa mucho espacio en la cabeza, te resta mucha energía, pero no le das el tiempo ni la atención suficiente durante el acto de comer. Este principio pone la atención en la acción de comer, hacer de ella algo agradable, con espacio y tiempo para romper con ese ritmo infernal.

Es importante cómo y dónde se come, te diría que siempre que puedas lo hagas con un tiempo suficiente de entre veinte a treinta minutos, en una mesa alta, donde sea fácil comer con atención. A veces no disponemos del tiempo suficiente, y tenemos que comer rápido, de acuerdo, pero si en el resto de las comidas puedes hacerlo de manera más pausada, hazlo.

No comas con el móvil en la mano, ni con una bandeja sobre las rodillas o en el sofá, esas posturas son incómodas y es muy fácil que la atención se desvíe y que acabes comiendo en un segundo para poder estar atenta de pleno a la serie, al chat o al trabajo.

Imagina que vas al cine y compras palomitas. Mientras estás inmersa en la película te las vas comiendo. Al cabo de un rato, te das cuenta de que ya no quedan al tocar el fondo del envase. ¡Pero si la película no va ni por la mitad! Eso ocurre porque en el cine no se come con atención, tu mirada está en lo que ocurre en la pantalla, en el sonido, además la oscuridad de la sala hace que sea más fácil abstraerse de todo. Pues bien, esto mismo pasa cuando comemos con otras cosas que nos roban la atención, ya sea el móvil, la televisión, la pantalla del ordenador... Estamos atentas a todo menos a nosotras mismas.

Legitima tu espacio para comer. Escoge una mesa alta, agradable, ponle un mantel o un tapete individual si comes sola, y haz de este momento una manera de estar presente contigo. Si cuando invitas a casa a alguien comes en una mesa alta y decorada y pones una música agradable, ¿por qué cuando lo haces tú sola comes en el sofá de cualquier manera? ¿Acaso hay una invitada más importante que tú? Pues desde ahora no, querida.

Resulta paradójico que la comida pueda ocupar un 80 por ciento de tu energía mental, pero que a la hora de comer lo hagas en cinco minutos. Resta ese tiempo que ocupa la comida en tu mente y empléalo en las acciones. Respira antes de cada comida para bajar el ritmo, y haz la escala, pregúntate si tienes hambre, qué te apetece comer... Recuerda: eres la invitada.

Hazlo para que el momento de comer sea algo cada vez más agradable, en vez de esa lucha. Construye una relación más amable, sin tanta prisa, sin mandatos, ahora eres tú la que vas a dirigir qué y cómo comer.

La saciedad y la satisfacción son cosas diferentes; la segunda tiene que ver con lo emocional, con la vivencia de comer, con los sentidos y en cambio la primera es fisiológica, es estar llena o no. La satisfacción hará que la comida no sea un trámite, que pueda convertirse en un momento de disfrute gratificante. Si comemos de manera poco satisfactoria, buscaremos algo más en la nevera, porque sí, el plato estaba bien, pero le faltaba algo. Estoy segura de que esa sensación te es familiar.

Que la comida sea rica y que te satisfaga no va a sabotear tu alimentación, al contrario, creará una que no quieras abandonar.

Te planteo un par de ejercicios para reflexionar sobre esto.

1. RESPONDE A ESTAS PREGUNTAS.

Tómate tu tiempo y sé sincera, pues será la mejor forma de que podamos crear una alimentación a tu medida.

- ¿Qué te gusta comer?
- ¿Te gusta lo que comes habitualmente?
- ¿Sientes que siempre comes lo mismo?
- ¿Qué echas de menos en tu alimentación?
- ¿Cuáles son tus sabores preferidos? Dulce, salado, amargo, ácido. ¿Disfrutas del picante?
- ¿Cuáles son las texturas que prefieres? Crujiente, blanda, que se deshaga en la boca, esponjosa, viscosa...
- ¿Cuál es la temperatura ideal de la comida para ti? Caliente, templada, prefieres comidas más frías.
- ¿De qué platos disfrutas más? Guisos, ensaladas, purés, sopas, asados...
- ¿Qué olores te son agradables en la comida?
- ¿Cuál es tu comida favorita?
- ¿Qué comidas o alimentos te traen buenos recuerdos?

Ahora incorpora estas preferencias en tus menús. No se trata de que ahora todo vaya frito o lleno de kétchup, sino de hacer que lo que comes te resulte agradable y esté conectado contigo.

Si te gusta lo crujiente, quizá necesites añadir alimentos crudos como zanahorias, pepinillos, verduras al horno a modo de chips o tal vez te guste añadir picatostes a las ensaladas o a las cremas de verduras, o poner frutos secos para que le den ese toque al masticar.

Puede ser el momento de incorporar alguna salsa como de yogur, o un poco de mayonesa, mostaza, mojo verde o esa salsa tártara que te vuelve loca. Quizá te guste el pescado al horno, pero últimamente no lo comes porque siempre sabe igual. Prueba a añadirle como guarnición un puré de patata o de boniato con semillas y almendras picadas. Puedes marinarlo antes de cocinarlo con limón, perejil, ajo, pimentón y un poco de mostaza.

Busca el contraste de sabores. Por ejemplo, si una cena que sueles hacerte es una tortilla francesa, ponle queso, y en vez de meter solo una guarnición de tomate, incorpora unos esparraguitos cocinados con mantequilla ahumada. Ese toque extra de sabor hará que el plato pase a ser una maravilla.

2. MEJORA LA SATISFACCIÓN EN TUS COMIDAS

Elige un plato que suelas comer a menudo, de esos que te hacen el apaño, pero que no te entusiasma. Ahora piensa de qué manera puede pasar de ser un plato normalito a su versión más sabrosa.

Quizá se puede cambiar la textura con algo más crujiente, podrías empanar esa pechuga de pollo sosa, y si te animas incluso ponerle frutos secos para que el crujiente sea mejor.

O añadirle algo diferente. Por ejemplo: una salsa, una vinagreta, alioli...

También puede funcionar servir el plato de manera más agradable a la vista. Pon la mesa bonita, una buena música de fondo y deja el móvil lejos de ti.

Añádele algo que comes normalmente con culpa a ese plato, puede ser algo de queso con unos picos, aceitunas, un pan que te encante con mantequilla, lo que sea.

Y después anota:

- ¿Qué cambió al comerla así?
- ¿Notaste más satisfacción?
- ¿Te sentiste más cuidada?

No busques que la comida sea perfecta, sino centrarte en el disfrute y el placer con la comida, el castigo y la culpa los tienes muy trillados. Y no te ha funcionado. Escoge este camino más amable y compasivo.

Incorpora tu comida favorita al menú, pero la de verdad, no la versión menos calórica. Y no esperes a que sea fin de semana o un día especial. Comer algo que nos gusta nos ofrece placer sin necesidad de esperar al «premio» del fin de semana. Haz de tu alimentación un punto de salud y de conexión. No te estoy diciendo que comas pizza cada día, pero si no lo haces es porque no quieres, no necesitas el permiso de nadie.

Eva es dueña de un negocio digital y se pasa la vida frente al ordenador. Comía siempre mirando la pantalla para no perder mucho tiempo. Esto le hacía que después de comer picase y se sintiera frustrada al final del día.

Empezó a comer en el salón, sin móvil, con música de fondo y con más tiempo. Se dio cuenta de que comer así era más agradable, y empezó a planificar comidas que de verdad le apetecieran. No siempre lo consigue, porque a veces la vida le pasa por encima, pero cuando lo hace no necesita buscar esos picoteos que le den un poco de gracia a lo que ha engullido frente a una pantalla.

Si ahora no planifica y acaba comiendo cualquier cosa frente al ordenador y luego pica, ya sabe que no es porque no tenga control sobre sí misma o sea un desastre con la comida, sino que lo que come no le está satisfaciendo y busca ese punto extra. Y desde ahí recalcula sus platos para que sean más placenteros. Cambia la culpa, por la acción.

Ana siempre acaba las cenas con chocolate, y leyó que cuanto mayor porcentaje de cacao tiene, más sano es. Cada día se comía dos onzas de chocolate del 80 por ciento, la ración que se había asignado como asumible. Pero a veces necesitaba muchas más y con esa ración extra volvía la culpa. Cuando empezamos a trabajar desde este enfoque dejó el chocolate de tan alto porcentaje, volvió al con leche, que es el que realmente le gusta, y ya no lo toma cada día ni en una ración fija. La mayor parte de las veces con una onza tiene suficiente, y si quiere más, ya no hay culpa.

Comer con atención puede ser realmente complicado en un mundo que va a toda mecha. Por ello, en las consultas siempre incorporo una práctica de alimentación consciente. ¿Qué significa esto? Mi paciente come algo previamente pactado y yo guio la forma de comer. Para ello utilizo todos los sentidos y hago de la comida una experiencia sensorial. Es una herramienta muy potente que te ayudará a ver la comida con más distancia, a valorar esas creencias sobre tu relación con ella, a darte cuenta del sabor real, de su olor, de un montón de características que suelen pasar desapercibidas en el día a día.

3. PON LA ATENCIÓN EN TUS SENTIDOS

Te aconsejo que grabes este ejercicio en una nota de voz y que te lo pongas cuando vayas a hacer la práctica, para que puedas comer con atención plena. Yo siempre propongo alimentos que sean fáciles de manejar, y suelo empezar con tres. Una fruta pequeña como fresas, arándanos, un gajo de naranja o de mandarina, algo tipo *snack* que te guste como patatas fritas, cacahuetes y algo dulce como una gominola, una chocolatina, un bombón.

Busca un sitio cómodo, y un momento en el que estés tranquila para hacer la práctica. Pon sobre la mesa el alimento que vayas a comer en un plato o en un cuenco, además coge una servilleta y un vaso de agua. Esto es por si vas a hacer la práctica con más de un alimento, para que no se entremezclan los sabores ni los olores. Si alguno huele demasiado, déjalo en la cocina o lo bastante apartado como para que no condicione la experiencia.

Antes de empezar con la práctica, vamos a hacer unas respiraciones profundas. Ya sabes: inhala por la nariz y exhala también por la nariz. Lo haremos durante ocho o diez respiraciones, tomándonos nuestro tiempo. Comienza tan solo observando el alimento, sin tocarlo todavía. Fíjate en todos sus detalles: ¿te llama la atención el color que tiene?, ¿es un alimento con distintas texturas? Observa si al mirarlo, te apetece comerlo o si, por el contrario, no te provoca ningún deseo.

Tal vez te recuerde a algo: ¿te viene a la cabeza algún recuerdo relacionado con este alimento? Y observa también si aparece alguna sensación física, como más salivación o algún ruido en el estómago.

Cuando estés lista, cierra los ojos.

Vamos a incorporar el sentido del tacto. Coge el alimento con la mano y empieza a explorarlo a través del contacto. Percibe lo que ya habías visto, salvo el color. ¿Tiene una textura suave, rugosa, blanda, gomosa, viscosa? ¿Notas si está seco, húmedo, si tiene sal o azúcar? Fíjate también en la temperatura. ¿Te resulta agradable su tacto?

Puedes pasar el alimento de una mano a otra, jugar un poco con él y sentirlo desde distintos ángulos.

Ahora, muy despacio, coge el alimento y acércalo a tu nariz. Hazlo con calma, sin prisas. No te impacientes. Cuando empieces a percibir su olor, observa: ¿Te resulta agradable? ¿Te recuerda al alimento que estás explorando?

Puedes probar a alternar entre una fosa nasal y la otra, y notar si cambia el aroma según por dónde lo percibes. Es posible que aparezcan pensamientos o recuerdos. El olfato está muy conectado con la memoria primitiva. Pregúntate: ¿cómo me hace sentir este alimento? ¿Me apetece comerlo? ¿Hay más salivación? ¿Es un olor que te agrada? ¿Reconoces los ingredientes? ¿Hay algún cambio en tu cuerpo, como ruido en el estómago? ¿O quizá no notas ninguna reacción? Y si durante la práctica te das cuenta de que tu mente se ha ido a otro lugar, no pasa nada. Vuelve con amabilidad al alimento, al sentido que estés explorando. Ten paciencia contigo misma. Esto es parte del proceso.

Desde la nariz, bajamos hacia la boca.

Pero antes de introducir el alimento, jugaremos un poco con él en los labios. Pásalo con suavidad por el superior, por el inferior, por las comisuras. Siente su textura, su temperatura, su presencia.

Cuando hayas estado un ratito con esta exploración, puedes volver al olfato.

¿Sigue teniendo ese aroma presente? ¿O se ha disuelto un poco? Ahora toca el alimento con la lengua. Nota cómo el sabor comienza a aparecer, cómo entra en contacto con la boca. Cuando lo sientas, puedes darle un pequeño mordisco.

Si es un alimento crujiente, fíjate también en el sonido. El sentido del oído también forma parte de esta experiencia. ¿Es agradable al masticar? ¿O es más gomoso, más denso? Cuando tengas el trozo en la boca, no mastiques de inmediato. Déjalo sobre la lengua y aplástalo suavemente contra el paladar. Deja que se mezcle con la saliva, que se ablande. Muévelo de un lado al otro: por el carrillo derecho, por el izquierdo. Explóralo. Después, empieza a masticarlo muy despacio. Trozo a trozo, sin tragar aún.

Intenta mantener el alimento el mayor tiempo posible en la boca, para saborear cada matiz, cada textura, cada sensación. Cuando ya los trocitos sean muy pequeños, puedes empezar a tragar. Y cuando termines, abre los ojos.

Tómate un momento para registrar la experiencia: ¿cómo ha sido para ti? ¿Cuál era tu percepción inicial del alimento? ¿Y cómo ha cambiado después de esta práctica?

Este ejercicio resulta muy revelador y te animo a que lo hagas con esos alimentos sobre los que crees que no tienes control, te llevarás una grata sorpresa.

Principio VII. Afrontar las emociones con amabilidad

Quizá este es el punto en el que más difiero con Evelyn y Elyse. Ellas hablan de un comedor intuitivo que identifica su forma de comer de manera emocional. Para mí no hay tal distinción, siempre comemos desde y con emociones. Para abordar este punto, creo que antes debes haber hecho las paces con la comida, porque si no es muy común que identifiques los antojos como «comer emocional». La comida tiene un uso emocional siempre, no solo nutritivo. Somos cuerpo, pero también mente. Desde la infancia, la comida cumple funciones emocionales: consuela, acompaña, celebra y cuida. Aprendemos su idioma muy pronto.

Cuando te hablé de la habituación, del hambre emocional, mi objetivo era prepararte para este punto. Si sigue habiendo mucha restricción, recibirás la comida siempre desde un lugar más emocional y no desde el autoconocimiento. Me refiero a que la elegirás más por restricción que por iniciativa propia.

Con esto no quiero decir que haya que tapar las emociones con comida, igual que no te diría que lo hicieras con ejercicio, por muy sano que sea. Sin embargo, creo que el paso previo es la eliminación de prohibiciones mentales y conductuales.

La comida puede ser un anestésico, una manera de no sentir durante un tiempo. Luego llega el malestar, a veces físico, pero sobre todo emocional, por haber comido así. Si ese es el uso que le das, puede que haya traumas de base, y que comer, incluso en la infancia o en la adolescencia, haya sido una forma de atravesar situaciones que de otro modo no podrías afrontar o para las que no tenías las herramientas necesarias.

Por ejemplo, Ana creció en una familia muy difícil, con actitudes muy agresivas, tanto físicas como verbales, entre sus miembros. Eso hizo que viviera siempre alerta, porque no sabía cuándo se podía desatar la tormenta. Siempre atenta a todos, menos a ella. Ana encontró refugio en la comida: cuando no podía más y no había nadie en casa se daba un atracón, ese era su refugio. La comida le enseñó a no sentir, al menos durante un tiempo, a no tener que estar en guardia, aunque fuera solo por diez minutos.

A veces comemos por aburrimiento o para evitar tareas, es una forma de entretenernos o refugiarnos.

La comida también nos hace compañía. Comer algo rico puede sentirse como ese abrazo que nos hace falta al final de un día duro. Si hay mucha soledad o vacío, la comida puede llenar esos espacios.

La rabia y el enfado pueden expresarse también desde la comida. Quizá te sientas frustrada con el día de hoy porque tu jefe ha delegado todo el proyecto en ti, pero se ha atribuido el mérito. En ese momento darías un golpe en la mesa y pegarías cuatro gritos, pero en cambio no dices lo que sientes. Llegas a casa, te encuentras realmente cabreada y vas directa a la cocina, abres la nevera y comes tan rápido como puedes sin saborear. Estás de pie, frente a la nevera comiendo rollitos de pavo y queso. Solo quieres tragar ese enfado. Tal vez aprendiste que decir lo que piensas o mostrar tu opinión no está bien, así que callas y tragas. Y luego te sientes mal.

También hay otros usos más perversos: la comida puede convertirse en un castigo. A veces los atracones y las grandes ingestas surgen de un deseo de hacerse daño, de buscar un malestar que está en el alma, pero que se convierte en un reflejo físico más fácil de sostener y visibilizar. Por eso es de especial importancia no usar la comida como castigo con los niños, pues los separa de sus sensaciones de hambre y saciedad, y les hace creer que han de portarse bien para merecer un determinado tipo de comida.

Los alimentos también nos protegen. Si ha habido abusos sexuales, comer mucho puede ser una manera de no sentir, pero también de conseguir un cuerpo que ahuyente a los abusadores. La comida es la coraza. Roxane Gay, de la que destacamos una frase con anterioridad, sufrió una violación grupal cuando era niña y, desde ese momento, decidió protegerse, y lo hizo con la comida. Comió tanto que creó un muro entre su cuerpo y el mundo, pues así pensaba que estaría a salvo frente a otros abusadores.

En mi consulta trabajo con personas que tienen un TCA, y que han pasado por traumas y situaciones muy complejas. Yo no me atrevo a hacer un juicio entre comida emocional y no emocional. Creo que la comida puede ser un medio para sobrevivir, para manejar circunstancias sobre las que no se tiene ningún control.

Cuando hay un trauma, es muy común que se experimente mucha dificultad para sentir las emociones. Porque el trauma te mantiene en alerta constante: en hacer, en sobrevivir, en no parar.

El primer paso es identificar que se está haciendo ese uso, y eso es algo muy doloroso, no tan fácil de asumir ni de descubrir. Te aconsejo que, si estás muy revuelta con la lectura en este punto, saltes al siguiente. Si crees que hay algo más profundo, pide cita con una psicóloga.

Si sientes que comer por emociones es un problema, empieza por identificar qué te pasa y cómo lo sientes. Construye tu propia caja de herramientas emocionales.

Aquí van algunas ideas:

- Pasea. Que te dé el aire. Sal y, si luego te sigue apeteciendo comer, adelante. Elige algo que te guste y haz de ese momento un plan contigo.
- Dúchate con agua caliente. Ponte crema con calma. Convierte tu baño en un minispa.
- Llama a alguien. Desahógate. Llora.
- Escribe sin filtros. No edites.
- Grita. Saca la rabia.
- Baila a tope.
- Estírate. Haz yoga suave.
- Mueve el cuerpo. Sacúdete.
- Ve al cine.
- Ponte tu canción favorita y canta a grito pelado.
- Llora.
- Lee.
- Dibuja.
- Haz un puzle.
- Teje.
- Escucha un pódcast mientras paseas o tomas un baño.

Cuando te propongo opciones para transitar ciertas emociones sin recurrir a la comida, no es porque quiera que dejes de comer. No se trata de evitar la comida. Para mí, no hay ningún problema con que comas. Lo que me importa es que no aparezca después esa sensación de culpa. Por eso, no quiero que entiendas esto como una invitación a reemplazar la comida por otras cosas para evitarla, sino como una posibilidad de ampliar tus recursos.

Buscar otras formas de acompañarte también es válido y puede ayudarte a gestionar tu relación con la comida. Si sientes que comes de esta manera, puede haber un patrón. Por eso, mi propuesta es que te observes, que te preguntes cómo estás y qué te hace falta. Elige un momento tranquilo, no justo cuando estés metida de lleno en la emoción, para hacer una lista de cosas que podrías necesitar o que te irían bien más allá de la comida.

Entonces, cuando aparezca esa emoción, respira. Date al menos veinte minutos para ducharte, respirar, pausar, darte un margen de acción y preguntarte qué te ocurre. Vuelve al cuerpo, ¿cómo te sientes?

Después, decide cómo vas a abordar esa emoción hoy. ¿Desde alguna de esas herramientas que anotaste? ¿O vas a comer?

Aquí pretendo que tomes un tiempo, y decidas, y esa decisión será siempre la mejor que podrías haber tomado.

Y si al final decides comer, alégrate y come sentada despacio, disfruta de un alimento que te encanta y que te puede hacer sentir mejor. Es un auténtico regalo.

Porque hoy te has identificado desde dónde estabas comiendo. Porque te has tomado un tiempo. Porque te has preguntado cómo estás.

Y has elegido, de forma consciente, comer para atravesar esa emoción. Y eso ya es muchísimo. ¡Enhorabuena! Has roto el automatismo.

Desde mi manera de trabajar, la alimentación intuitiva también nos ofrece un viaje de autoconocimiento, saber cómo comes y qué hace qué te comportes con la comida de una manera u otra. Si es la restricción, si son conductas aprendidas desde niña, si es mi manera de protegerme. Desde la observación, y no desde el juicio y la crítica, se pueden crear otros caminos más compasivos con nosotras mismas. Es dejar de acatar las órdenes de la cultura de dieta para empezar a escucharte y a atenderte.

Principio VIII. Respetar el cuerpo

Este punto me parece importantísimo, pero también muy doloroso. ¿En qué sociedad vivimos que desde que somos niñas se nos dice cómo debería ser nuestro cuerpo? ¿En qué clase de sistema vivimos que se atreve a señalar partes de nuestro cuerpo como si fueran áreas de mejora? ¿Por qué tanta violencia desde que somos crías?

Si se nos hubiera tratado con respeto desde el principio, este punto no sería necesario. Ni en un enfoque de alimentación intuitiva, ni en ningún otro. A mí se me hace terriblemente cruel que tengamos que aprender a respetar —y a querer— nuestro cuerpo a determinadas alturas de la vida. Justo como hacemos con el de los demás, nos guste o no. Este es uno de tantos motivos por los que trabajar desde una perspectiva de género no solo es importante, sino urgente.

Una vez más, seremos nosotras las que reconstruyamos algo que no rompimos. Las que recompongamos lo que la sociedad, el patriarcado, la presión estética y las exigencias sobre nuestra casa, nuestro cuerpo, eliminó. Vamos a devolverle a nuestro cuerpo el valor que nunca debió perder.

Respetar nuestro cuerpo, aceptarlo, dejar de sexualizar y cosificarlo es básico para poder estar en paz con la comida. Si no, la comida y el ejercicio siempre serán un ascensor a ese cuerpo ideal que nos vendieron, y no fines en sí mismos.

Como bien sabes, nuestro cuerpo está sometido a la mirada masculina, desde un punto de vista sexual, por eso cuando cruzamos los cuarenta, dejamos de ser atractivas, demasiado mayores para tener un aspecto frágil y aniñado.

Nosotras hemos aprendido que, con una alimentación adecuada, es decir, haciendo dieta y ejercicio, podemos estar cerca de ese cuerpo. Este mensaje está tan dentro de nosotras que si el cuerpo que tenemos no se parece al ideal, creemos que es un fallo nuestro.

Este punto requiere respeto, pero también —no siempre, pero muchas veces— hacer un duelo por ese cuerpo que no tendrás. No porque no te esfuerces, sino porque es irreal. No es tuyo, sino un espejismo en el desierto. Porque es un ideal que se ha creado para tenernos siempre en lucha e insatisfechas con nosotras mismas. Y de esta manera somos un blanco fácil. No es estética, no es salud, es poder.

Esto puede resultar doloroso, porque pone en jaque los años, la energía, el dinero y todo el sufrimiento que has tenido por un modelo que no alcanzarás, que no alcanzaremos. El cuerpo que nos vendieron no existe.

Si lo tuviste, pero a un precio muy alto, rozando el trastorno de la conducta alimentaria, o con una disciplina enfermiza que puso en riesgo tu salud, te tocará hacerlo por el cuerpo que tuviste, pero que ahora no es posible. Y no por falta de trabajo, sino porque eliges el cuidado real, el que no te agota, y te permite una vida plena y llena.

Cuando hablo de aceptación corporal, muchas veces mis pacientes me dicen: «Es que yo no me quiero conformar». Y no se trata de bajar los brazos, sino cuidarse de verdad. Significa que, si mi peso no son cincuenta kilos, no pondré mi cuerpo en peligro por pesar eso. Porque para mí, sería maltrato, no autocuidado. Aceptar tiene que ver con respetar, no con gustarse.

Una de mis chicas, entre lágrimas, me decía que desde los diez años su deseo es adelgazar y que, ahora, aunque habíamos trabajado mucho su relación con la comida —ya no sentía culpa, planificaba su alimentación, era capaz de tener alimentos en casa sin comérselos de una sentada, ya no había ese nivel de restricción—, se sentía frustrada y fracasada porque no quería aceptar su cuerpo. Lo que deseaba era adelgazar.

Ese es precisamente el problema: que una niña de diez años crea que tiene que dedicar toda su energía a adelgazar para merecer amor y respeto.

¿En qué mundo una niña desde los diez años tiene como máxima aspiración vital la pérdida de peso y, veinte años después, sigue con este objetivo? No parece un sistema muy amable, desde luego. Así que empezaremos a aceptar y asumir que vives en tu cuerpo como una manera de protegerte y como una forma de dejar de permitir que ese sistema te quiera reducir a la mínima expresión. Porque tú no eres solo un cuerpo. Eres mucho más.

Ya te habrás dado cuenta, querida, de que hablo del cuerpo como si fuera nuestra casa, así que continúo con el símil. En esta sociedad en la que hay una exigencia continua sobre nuestro cuerpo, es como si todas las mujeres viviésemos en una casa no demasiado impresionante, tal vez le falte algo de luz, o tenga gotelé o unos muebles que jamás habrías elegido..., pero es el sitio donde vives.

Probablemente intentarás que esa casa sea lo más agradable para ti. Quizá compres unas plantas, la decores a tu gusto, pongas esas láminas que encontraste en un viaje, alguna alfombra, fotos de tus amigas, de tu familia, tuyas... Y poco a poco hagas de esa casa un hogar. No es perfecta, pero resulta acogedora y te sientes segura en ella. Has conseguido que esa casa que en un principio no te convenció sea la tuya, y estás a gusto en su interior.

Ahora imagínate que invitas a alguien a esa casa y se pone a criticarla: te tira los cojines del sofá al suelo y los pisa, te arranca las cortinas, te corta las plantas... y tú lo permites, impasible, mientras le das la razón, porque esa casa no es tan bonita como debería ser y es un fallo tuyo. Porque ya sabes que las casas tienen que estar decoradas según el feng shui, y tú no lo has hecho. ¿Cómo actuarías si esa persona hiciera eso? Yo lo tengo claro: al primer síntoma de falta de respeto hacia mi casa y hacia mí, lo echaría.

Igual no le gusta a todo el mundo, pero tu cuerpo es tu casa y no debes permitir que nadie lo destroce. Ya no.

Estarás pensando: «Sí, muy bien, pero ¿esto cómo demonios se hace?».

No te preocupes, ya te dije que en este libro trabajaríamos juntas, así que ¡manos a la obra!

Te ruego que seas muy cuidadosa en esta parte. Si te supone mucha ansiedad o si no te sientes capaz, no hagas los ejercicios o adáptalos a tu ritmo. Date cuenta de que esto está contado en un capítulo, pero que es algo que trabajo durante sesiones, y cuando creo que mi acompañada puede hacer frente a esta parte. Es un trabajo de fondo.

Para aceptar nuestro cuerpo lo primero es observarlo, ser conscientes de que vivimos en él, es nuestra casa. Toma conciencia de que, a pesar de las críticas, y de todo el daño que ha soportado, está ahí.

No solemos tener una imagen corporal real, ya que no nos miramos de forma completa, a veces solo lo hacemos para ver cómo nos queda la ropa o de forma fraccionada, evitamos hacernos fotos y salir en ellas, usamos ropa que esconda nuestro cuerpo. Nos dicen tanto que nuestro cuerpo no es suficiente que nos lo creemos, y o lo miramos para criticarlo, o dejamos de hacerlo porque nos hace sentir vergüenza y culpa.

1. MÍRATE EN TU TOTALIDAD

Ya sabes, antes de hacer esta práctica, pulsa el botón antipánico, es decir, respira hondo. Inhala y exhala por la nariz, con respiraciones profundas y conscientes, en las que te fijas en cómo entra y sale el aire por la nariz, y que sean al menos unas ocho o diez respiraciones.

Cuando empieces a hacer el ejercicio, mírate desde los deditos de los pies hasta la cabeza, es decir, tu cuerpo entero. ¿Por qué te digo esto? Porque normalmente estamos tan acostumbradas a focalizar nuestra mirada, que cuando nos miramos en el espejo buscamos esa parte que no nos gusta, pero somos incapaces de ver el todo que somos. Así que haz el esfuerzo de comenzar por los pies siempre.

Si te duele mirarte, no te resultará cómodo al principio y tenderás a evitarlo. Busca un momento del día donde puedas hacerlo de forma tranquila, antes o después de la ducha puede ser un buen ejemplo. Si no te atreves desnuda o en ropa interior, comienza vestida, y luego según vayas estando más cómoda con tu imagen en el espejo y contigo, quítate ropa para que observes todo tu cuerpo. Si el espejo te parece imposible, mírate sin él, ya habrá tiempo para avanzar.

Al verte vendrán juicios, no te metas en ellos, todo tu cuerpo está bien, es la sociedad la que nos ha metido en la cabeza que nuestros cuerpos no son ideales, pero nos permiten vivir y hacer todo lo que queremos. Repite el mantra que más te convenza: «Mi cuerpo es válido», «Mi cuerpo es mi casa», «Mi cuerpo está bien».

Vas a crear una relación de intimidad contigo misma, similar a cuando conoces a alguien de esta forma, solo que es la más íntima e importante que vas a tener en toda tu vida.

Cuando conoces a alguien, al principio su desnudez incomoda, poco a poco lo conoces, lo respetas y, aunque haya partes que te gusten más y otras menos, nunca lo insultarías. A base de cuidarlo y observarlo, llegas a quererlo.

Hazlo contigo, emplea mucha paciencia y autocompasión, partes del dolor, así que todo tendrá que ser más calmado, más lento y cuidadoso.

Es necesario que escuches a tu cuerpo, que cubras sus necesidades y que le hables bien. Si delante del espejo no eres capaz de decirte cosas buenas, solo observa y agradece su funcionalidad, lo que hace por ti. «Gracias, cuerpo, por permitirme vivir».

Cuando estés más cómoda puedes recorrer todo tu cuerpo mientras te pones una crema hidratante para que notes el tacto, lo observes y te vayas acercando y reconciliando con él. Siempre cierra esta exposición en positivo, dando las gracias por todo lo que te permite vivir.

Si hay días malos, y no hay manera de verte con una mirada serena, agradece y continúa al día siguiente. La aceptación no va de encantarse, sino de respetarse, aunque no te guste todo. Va de tener un día malo en el que no te ves bien, y te pintas los labios de rojo, o te pones ese vestido con el que siempre te ves favorecida y sales así a la calle. Ya no vacías el armario ni te pruebas mil prendas sin sentirte bien con ninguna. Demasiado tiempo has invertido en esto.

Aunque ahora te parezca imposible, con el tiempo podrás verte sin criticarte, podrás reconocerte. No digo que vaya a gustarte, aunque ojalá que sí. Lo que sí te aseguro es que te respetarás.

Prácticas que distorsionan nuestro cuerpo y que hay que dejar de hacer de inmediato

- Compararte con otras mujeres o contigo misma en otros momentos de la vida. Haz un acto de sororidad y no te compares con ninguna mujer, bastante nos han enfrentado ya. Ninguna ha estado tranquila con su cuerpo.
- Hacer zoom sobre las fotos para ver las partes que no nos gustan sin observar la totalidad de nuestra imagen. Eso

distorsiona y sobredimensiona la parte que miras. Aprende a verte en un conjunto, no como partes desmembradas, como si de una película gore se tratara.

- Hacer *body cheeking*, es decir, revisar continuamente cómo están esas partes de tu cuerpo que no te gustan.
- Esconder el cuerpo, ya sea con ropa, no saliendo en fotos o con aislamiento. Esto puede ser muy difícil, pero hay que salir para poco a poco volver a ser la protagonista de tu vida.
- Compararte en fotos con otras mujeres. Esto solo genera malestar.
- Hablar mal de tu cuerpo o del de otras personas.
- Pedir disculpas por tu cuerpo o por tu aspecto. Tu cuerpo siempre estuvo bien, y lo está.

Desde este principio se trata de respetar el cuerpo, de no matarlo de hambre, machacarlo, no de reducirlo a la mínima expresión, dejar de sentir ese asco u odio y ponerlo sobre quien te hizo que te sintieras así. La mayor protección que te puedes dar y el mayor cuidado es empezar a respetarlo porque te permite vivir.

Piensa en todas las mujeres que conoces y que no, incluida yo. Todas, en algún momento, o durante años, nos hemos sentido mal con nuestro cuerpo.

Da igual si tú ves a una mujer y piensas que es espectacular. Si la ves preciosa, fuerte, perfecta. Ella, probablemente, te hablará mal de su cuerpo. Te dirá qué partes no le gustan, qué zonas la incomodan, qué escondería o cambiaría.

¿De verdad crees que el problema está en nosotras? ¿O es que vivimos en un sistema que nos ha hecho creer que nuestros cuerpos son proyectos defectuosos, eternamente modificables?

Un sistema que primero nos convence de que estamos mal y luego nos vende las soluciones para «arreglarnos».

¿No crees que ya es hora de enfadarte? ¿De cabrearte de verdad?

Y aunque sea solo como un acto revolucionario, empieza a aceptar tu cuerpo. No seas cómplice de tanta violencia.

Principio IX. El movimiento: sentir la diferencia

Si has hecho muchas dietas, es muy probable que tu relación con el ejercicio tampoco sea buena. Porque, claro, siempre venía acompañado del combo perfecto: dieta hipocalórica y ejercicio. La primera vez que lo haces, entras a tope, supermotivada. Pero luego ese ejercicio no conecta contigo, te exiges una práctica semanal poco sostenible y acabas dejándolo. Y no porque seas vaga, ni porque tengas poca fuerza de voluntad, sino porque ese enfoque no va contigo. Y veces ni siquiera la propia actividad deportiva.

También te digo: para muchas mujeres —sobre todo las que nos criamos en los noventa y los dos mil— la práctica deportiva dejó de estar en nuestras vidas cuando entramos en el instituto. Y no volvió. El ejercicio siempre se nos presentó como una herramienta para adelgazar, no como una fuente de placer o de comunidad. Los deportes de equipo se fueron perdiendo, y lo que quedó fue el gimnasio. Pero las clases colectivas, la sala de musculación, era territorio masculino. En cambio, ahora las chicas entrenan fuerza desde más jóvenes, y reconozco que me encanta verlas, aunque no se libren del señor de turno que les explica cómo usar la máquina sin pedirlo o que corre a quitarle los discos a la barra porque cree que no podrá con ella. Por favor, señores, eso ya está muy pasado de moda.

Es habitual que los espacios deportivos no sean muy cómodos y que no estén pensados para todos los tipos de cuerpos. Lo más común es que desde el propio centro deportivo no promuevan la diversidad corporal ni con la decoración ni con los propios trabajadores. Los entrenadores, si no han trabajado un enfoque de salud aplicable a todas las tallas, es muy probable que motiven a sus asistentes diciendo cosas como: «Hay que entrenar para lucir palmito en la playa», «Quemar el turrón», «Ponerse a punto para el verano», y todas esas exigencias físicas tras las que se esconde la cultura de dieta. Eso hace más difícil moverse olvidando las calorías para centrarse en el bienestar y en la diversión.

Si además tienes un cuerpo grande, es probable que allí te sientas aún más juzgada.

Así que, tranquila, no voy a decirte qué ejercicio tienes que hacer. No te listaré los mejores entrenamientos para ganar masa muscular ni te obligaré a realizar ejercicios de fuerza. Solo quiero decirte: muévete. Lo que puedas, lo que quieras, lo que te apetezca. Porque vivimos en una sociedad que nos mantiene ocupadas, pero cada vez más sedentarias: vamos en coche, trabajamos sentadas, no paramos, pero tampoco nos movemos.

Moverse es importante. No para cambiar tu cuerpo, sino para habitarlo. Para sentirte ágil. Para estar fuerte. Para no ser frágil en una sociedad que nos quiere pequeñas, sumisas, derrotadas. Moverse también puede ser un acto de resistencia. Una forma de rebelarte ante tanta quietud.

A mí me resulta muy curioso cómo, durante décadas, nos han vendido dietas hipocalóricas que apenas tenían en cuenta la proteína. Eran planes basados en verduras, frutas, alimentos *light* y muy bajos tanto en hidratos como en proteínas. Dietas con las que, claro, perdías peso..., pero también músculo ya que este se construye y se sostiene con lo que comes. Y sí, la proteína tiene un papel fundamental en todo esto. Sin embargo, durante años esa parte se ignoró. Nos centramos tanto en adelgazar, en reducir calorías, que dejamos de alimentar lo que nos da fuerza.

Y ahora, cuando llegamos a los cuarenta o cincuenta años, de repente parece que hay que correr para recuperar lo perdido: que si ejercicios de fuerza, que si la importancia de la proteína, que si la masa muscular que se va perdiendo con la edad... Y ojo, es cierto: con el paso del tiempo el músculo se reduce si no lo cuidamos, y lo hace de manera natural desde los treinta años. Pero también es verdad que muchas llegamos a esta edad con un déficit brutal, no solo por el paso del tiempo, sino por haber hecho mil dietas que nos han impedido desarrollar músculo.

El músculo es un tejido activo clave para mantener el metabolismo. Por eso, cuando lo pierdes, todo se vuelve más difícil: tienes menos energía, menos fuerza, y encima se culpa a tu cuerpo por no mantener lo perdido. Me resulta muy chocante, pero también muy injusto.

También quiero que pienses en el ejercicio como en un plan. Me parece muy curioso cómo el autocuidado se ha convertido en sinónimo de *skincare*: que si la doble limpieza, que si el sérum, que si los quince pasos de la rutina facial que parecen más largos que una procesión. Todo eso, claro, con un montón de productos detrás. Pero... ¿y el movimiento? ¿Por qué no se habla del ejercicio como parte del autocuidado?

Me llama la atención cómo hemos aprendido a dedicar tiempo y dinero a eso, y en cambio movernos sigue sin formar parte del imaginario del cuidado, del placer, del bienestar.

Así que, igual que te haces tu rutina facial cada noche, te propongo que también te regales movimiento. Camina, baila en casa, salta, haz algo que te guste. No porque tengas que hacerlo, sino porque puedes. Porque moverse también es cuidarse.

Y te dejo otro plan. Cada vez hay más centros que ofrecen clases de prueba gratuitas. ¿Por qué no hacer de eso un planazo con una amiga? Una clase de pilates, de buceo, de danza, de defensa personal..., lo que sea. Probad juntas, reíros, moved el cuerpo y pasadlo bien. Prueba tantas cosas como te apetezca. Porque ahora la que elige eres tú.

Ya no se trata de encontrar el mejor ejercicio para perder peso, sino de descubrir una actividad que te guste, que te haga bien y que puedas sostener en el tiempo. No algo que hagas dos meses y luego abandones, más bien que dentro de diez años puedas decir: «Yo sigo bailando», «Continúo jugando al tenis» o «Yo empecé a bucear y ahora no lo cambio por nada».

Y si hoy te apetece probar danza, mañana defensa personal y pasado yoga..., hazlo. Muévete desde la curiosidad, desde el placer, desde la libertad.

Una cosa que te voy a recomendar —de corazón— es que pruebes una clase de boxeo.

Te explico por qué.

Desde pequeñas, nos han dicho cómo tiene que ser nuestro cuerpo, cómo debe comportarse una «niña buena». Nos han educado para ser vistas, para agradar a los demás. Como si nuestro cuerpo fuera un objeto decorativo, algo que tiene que encajar en el deseo de otros. No como lo que realmente es: nuestra casa, nuestro lugar en el mundo.

Y eso no se queda en la infancia. En el día a día seguimos recibiendo violencia sobre cómo deberíamos vernos, trabajar, criar (si criamos), vivir (si no criamos). Que si ya toca ser madre, que si así no vas a encontrar pareja, que si muy lista, pero demasiado intensa. Siempre hay juicio. Siempre hay una opinión no solicitada sobre lo que hacemos, decimos o decidimos.

Así que, con todo eso en mente, te invito a que te apuntes a una clase de boxeo. A que te pongas los guantes, a que sientas el peso de tu cuerpo, a que recuerdes todo lo que has tragado... y a que te des tantas hostias como necesites hasta acabar agotada. Y luego te vas a tu casa. Tranquila. Ligera.

Porque moverse también es sacar rabia, soltar, resistir, vivir en tu cuerpo, no para que lo miren, sino para que te sostenga.

Si hay una actividad física que suelo recomendar, esa es el yoga. Y no es porque sea una loca de esta práctica —que lo soy—, sino porque de verdad creo en su poder.

El yoga, a través del movimiento, nos lleva poco a poco a la meditación. Y la meditación, como ya sabrás, ayuda a regular el estrés, mejora la atención y nos conecta con el cuerpo de una manera muy respetuosa. Así lo demostraron la doctora Khajuria y su equipo, que realizaron una revisión sistemática de la práctica que ponía de manifiesto la reducción del estrés que conllevaba, evidenciada por múltiples biosensores como la frecuencia cardiaca, el cortisol y la actividad cerebral (Khajuria, *et al.*, 2023).

Además, el yoga suele practicarse en espacios sin espejos, lo que puede resultar un gran alivio si estás trabajando en tu aceptación corporal o no te sientes del todo cómoda contigo misma. No hay tanta comparación, ni presión por hacer la postura perfecta. Simplemente vas, respiras y haces lo que puedas.

Otra cosa que me encanta del yoga es que no suele vivirse desde la competitividad. No promueve hacerlo mejor que la de al lado. La práctica está enfocada en ti, en cómo respiras, cómo sientes tu cuerpo, en estar presente. Además, el yoga es para todos, desde todas las edades, no tiene limitaciones.

Solo una práctica de yoga es eficaz a la hora de reducir el estrés en adultos, y de eso, vamos todas sobradas. Como le digo a mis chicas, ser mujer es cansadísimo en este sistema. En esta revisión sistemática de una muestra de veintiocho individuos, aunque esta es escasa, resulta muy significativo que una sola práctica de yoga con meditación supone una reducción del 71 por ciento del estrés en los participantes. Los investigadores se comprometen a ampliar la muestra (Mandlik, *et al.*, 2024).

Y ya sabes cuánto insisto en la importancia de la respiración para gestionar el estrés. El yoga se apoya mucho en eso: en respirar y moverte con atención plena. Eso que ahora llaman *mindfulness* y que no es otra cosa que estar ahí, en el momento, sin exigencias ni juicios. Casi nada en los tiempos que corren.

Así que no te frustres si no te salen las posturas. No te agobies. Quédate en la clase. Respira. Estás haciendo más de lo que crees.

Por último, quiero recordarte que el mejor ejercicio es el que se practica, así que mueve ese cuerpazo.

Principio X. Honrar la salud: nutrición moderada

A la alimentación intuitiva muchas veces se le achaca que es muy permisiva, como si solo se tratara de comer lo que te da la gana, cuando te da la gana, sin más. Y la realidad es que sí: puedes comer lo que quieras cuando quieras, pero eso no significa que se promueva desayunar bollería industrial cada día o vivir a base de ultraprocesados. No va de eso.

La alimentación intuitiva no prohíbe alimentos. Y eso ya choca de frente con todo lo que nos han enseñado, desde las dietas de turno hasta los discursos nutricionales rígidos. Lo que propone es una forma de alimentarte que sea suficiente, placentera, flexible y, sí, también saludable. Pero no perfecta. Porque la perfección en la alimentación no existe, y perseguirla solo sirve para frustrarte.

¿Y qué quiere decir esto? Que seas tú quien, conociéndote, observándote y entendiendo tus ritmos y necesidades, debes crear una manera de comer que te funcione a ti. No se decide en cada bocado, ni hay que hacerlo perfecto cada día. Es más bien un patrón general, una forma de alimentarte a largo plazo. Una manera de vivir.

Y esto, claro, es difícil. Y da miedo. Sobre todo cuando tu alimentación siempre ha estado regida por normas externas: dietas, artículos o lo que dicen tu madre, tu pareja, tus amigas... Ideas que no te hacen ningún bien, y al final, cargas con un montón de reglas que te dicen qué puedes comer, cuánto, cuándo y con qué frecuencia.

De hecho, en consulta es muy habitual que me suelten de primeras, con cara de «resuélveme la vida»: «Dime cuántas veces tengo que comer pan». Y lo entiendo. Venimos de un sistema que nos hace pensar que hay una única forma correcta de alimentarse. Pero no la hay. No existe un menú universal que nos sirva a todas.

Este camino va justo de lo contrario: de construir un patrón de alimentación saludable que tenga sentido para ti. Probablemente no será el mismo que el mío, ni que el de tu amiga, ni que el de tu dietista anterior. Y por eso no te voy a dar un menú cerrado, aunque quizá es justo lo que estabas esperando. Lo que te propongo es más incómodo al principio, sí. Pero también más real. Se trata de encontrar una forma de alimentarte nutritiva, que te guste y que puedas sostener a lo largo del tiempo. Que no sea un parche de unas semanas, sino algo que te acompañe en tu vida.

Evelyn y Elyse hablan de alimentación moderada, aunque este término no me acaba de convencer. Porque, seamos sinceras, ¿cuántas veces nos han dicho eso de «Consume este alimento con moderación»? Y, en realidad, lo que quieren decir es: «Esto es malo, mejor evítalo, y si lo comes, que sea con culpa y en poca cantidad».

Lo tenemos muy asociado a esa idea de: «Cuidado, esto no deberías». Y no me siento cómoda con esto, pues a mí me gusta más hablar de celebrar la alimentación. Porque eso implica que tu manera de comer tenga tu respeto, tu criterio, tus propias elecciones. Desde el conocimiento, sí, pero sobre todo desde la libertad.

Hablar de moderación, para mí, es equivalente a ir con el freno de mano echado. Es como si quisieras avanzar, pero solo a medias. No es un término que resuene conmigo, aunque entiendo que forma parte del modelo que estoy utilizando como base. Y esta es una interpretación totalmente personal, claro. Uso su propuesta de trabajo porque me parece muy valiosa, pero como llevo ya muchos años trabajando desde este enfoque, también me he permitido algunas licencias. ¿Cómo podemos saber si un tipo de alimentación es la más adecuada para ti? Pues hay una serie de patrones que debemos tener en cuenta: si tus digestiones están bien (si no hay ningún problema médico), si tienes suficiente energía y si no estás siempre cansada, si consigues dormir y descansar, si la comida no te genera malestar y tienes una actitud neutra frente a lo que te quieres comer, no estás todo el día dándole vueltas a la comida, ni sintiendo culpa ni ansiedad por lo que comes o dejas de comer. Si se cumplen esos patrones, tu alimentación es sana, completa, flexible y sabrosa. Conviven en perfecta armonía una ensalada de espinacas, arroz, tomatitos, parmesano y huevo, con un cruasán relleno de chocolate, ambos son importantes, y ninguno salva ni condena tu salud.

Para ti la comida ya no es algo que ganarse, ni tampoco una tarea que cumplir, eliges los alimentos desde ti, desde tus gustos, desde cómo te hacen sentir cuando los comes, desde la energía que te aportan, desde las experiencias previas, desde tus recuerdos, desde tus apetencias. Ya no hay una jerarquía en tu alimentación, no hay unos alimentos más importantes que otros, sino que todos coexisten en tu vida. Sin miedo y sin imposición. Cuando haces las paces con la comida, las elecciones alimentarias tienden a equilibrarse, ya no te pasa solo al comer manzanas y ensalada mixta, ni tampoco te alimentas a base de galletas y cereales con leche. Ya sabes que esto solo sucede desde la privación, y no desde la falta de voluntad. Te pido que no analices tu comida día a día, sino que abras tu mirada al menos una vez al mes para tomar distancia y perspectiva. Estoy segura de que así comprobarás que no hay una comida perfecta (y menos mal), pero sí una alimentación bastante sana, atractiva y para nada insulsa.

Y si no, imagina o recuerda si has viajado a Italia. Los primeros días se come pasta, se cena pizza, meriendas un helado, la comida está tan buena, todo huele rico y sabe mejor. Al volver a casa, estás deseando comer más verdura, legumbres y seguramente pases unos días sin querer oler una pizza. Así que confía un poco en tu cuerpo, y en esas experiencias previas que ya has vivido.

Mi amiga Patri viajó hace poco a Nápoles con su familia, con los niños y su pareja, y me dijo que estaba deseando probar la pizza frita. Había leído sobre ella y le apetecía un montón.

Y yo, que soy fanática de la pizza y de la gastronomía, le pedí un reporte, porque es algo que nunca he probado.

A la vuelta del viaje, esto fue lo que me contó sobre la pizza frita: «Bueno, estaba muy rica, pero no te creas... La comí el primer día y ni los niños ni yo hemos querido repetir, porque fue tan potente que no nos ha vuelto a apetecer».

Lidia, una de mis acompañadas, cuando se ponía a dieta solía cenar pimientos asados con huevo duro. Estuvo comiendo ese plato durante demasiado tiempo. Era su cena rápida y fácil de dieta.

Cuando empezamos a trabajar este punto, acabó aborreciéndolo... porque, aunque era algo que en realidad le gustaba, lo comía desde la imposición, más desde el miedo que por placer. Cuando comes de forma repetitiva y poco variada, es muy fácil terminar cogiéndole manía a cualquier alimento. Da igual la comida que sea, tanto si son pimientos como el bombón que más te guste.

Al cabo de un tiempo trabajando juntas, me contó que había salido a comer a un restaurante asturiano, donde la comida era sabrosísima. Había cachopo, arroces, pescados, marisco..., platos que le llamaban mucho la atención. Y, sin embargo, lo que le apeteció fue una ensalada de pimientos con bacalao y picadillo de huevo duro. Ese plato que había dejado de comer porque lo tenía asociado a la imposición... y que, de repente, volvía a desear. Se sentía sorprendida porque lo elegía por gusto, no por ser la opción más saludable del menú. Echaba de menos ese sabor.

Cuando hay libertad con la comida, no se come solo porque esté disponible. Se come si te hace sentir bien, si te gusta, si te da energía sin dejarte con una digestión pesada. Se elige desde un bienestar más completo, que va más allá de los nutrientes o del chute de sabor.

Eres tú quien prevalece sobre el alimento. Te eliges a ti.

IV
EL CUERPO COMO HOGAR. VOLVER A ÉL

1
ORIGEN DE LA INSATISFACCIÓN CORPORAL

Es probable que te sientas mal con tu cuerpo, más que probable diría normal, ya que vivimos en un mundo que nos dice continuamente cómo deberían ser cada una de sus partes. Esto varía con la edad, y según cumples años se añaden más «defectos» y preocupaciones a la lista por los efectos lógicos del paso del tiempo.

Es una lucha contra nuestro cuerpo y contra el tiempo, patrocinada por los cánones estéticos impuestos por el patriarcado y todas las empresas que se lucran de nuestra vergüenza corporal.

Si eres madre o tía, como en mi caso, habrás visto que las niñas y los niños no hablan de su cuerpo mal, no tienen una opinión formada sobre él, lo aceptan tal y como es.

Son los adultos los que, a través de valoraciones de este, siembran la duda en su corporalidad. A raíz de esos comentarios, la mirada de las niñas y los niños cambia, empiezan a percibirse de otro modo y aprenden a que deben tener cuidado si no quieren subir de peso, o que tienen mucha barriga, los brazos demasiado gordos o las piernas típicas de la saga familiar. Descubren a través de esa mirada adulta que su cuerpo está mal. En ese momento la semilla de la vergüenza corporal empieza a germinar.

Después la presión estética, los cánones, la cultura de dieta, las revistas de moda, la publicidad, las redes sociales y, en definitiva, la sociedad gordófoba en la que vivimos los condena a revisar constantemente su cuerpo, a tener miedo de sus cambios y a sentir vergüenza.

Tenemos la oportunidad como generación no solo de salir de la trampa de la vergüenza corporal, sino de prevenirla y luchar por que nuestras niñas no vivan en guerra y deseando otro cuerpo, como aprendimos a vivir nosotras.

Te propongo un par de ejercicios:

1. VALORA CÓMO ES LA RELACIÓN CON TU CUERPO

ACCIONES	Sí	No	A veces
Chequeas continuamente tu cuerpo.			
Te comparas con otras mujeres.			
Fantaseas con tener otro cuerpo y otra vida.			
Te miras al espejo.			
Cuando lo haces te fijas en determinadas zonas, pero no en todo tu cuerpo.			
Evitas verte desnuda aunque estés sola.			
Hay partes de tu cuerpo que has dejado de mirar.			
Tu cuerpo te genera rechazo.			
Tu cuerpo te genera vergüenza.			
Cuando entras en un sitio revisas si alguna mujer pesa más que tú.			
Cuando tienes un evento (vacaciones, reunión de trabajo, fiesta...), le prestas mucha atención a cómo va a lucir tu cuerpo.			
Hay prendas que no usas por vergüenza.			

ACCIONES	Sí	No	A veces
En tu armario hay ropa que sabes que ya no volverás a ponerte, pero aun así no te deshaces de ella.			
Te compras la ropa que te gusta.			
Te compras la ropa que esconde tu cuerpo.			
No te compras ropa bonita, como castigo hasta que adelgaces.			
Disfrutas de tu cuerpo en plenitud.			
Has evitado situaciones íntimas por tu cuerpo.			
Te has disculpado por tu cuerpo («perdona mi aspecto», «disculpa que hoy ni me he maquillado», «lo siento, no tengo las manos "hechas"»...).			
Te cuesta creer que alguien pueda desearte.			
Sientes que tu cuerpo debería ser de otra forma.			
Depositas tu valor en tu apariencia.			
Te haces fotos y luego las borras porque no te gustan.			
Has dejado de hacerte fotos o de salir en ellas.			
Cuando ves fotos tuyas eres muy crítica con tu aspecto.			
Si en las fotos sales con otras mujeres, comparas tu cuerpo con el suyo.			
Evitas determinadas acciones por cómo se verá tu cuerpo (bailar, nadar...).			
Evitas a personas por temor a que te juzguen por tu cuerpo.			
Has dejado de ir a sitios porque te da vergüenza tu cuerpo.			

ACCIONES	Sí	No	A veces
Estás en continua alerta con tu cuerpo por si engordas.			
Haces gestos para esconder tu cuerpo (te bajas la camiseta, te tapas con la toalla en la playa, aunque ya estés seca).			
Cuando te ves en el reflejo de un escaparate no te reconoces.			
Usas ropa que en realidad es un castigo (faja, camisetas de media manga para no enseñar los brazos, pantalones largos en verano, bañador cuando lo que te gusta es un biquini...).			
Te cuesta recibir halagos sobre tu cuerpo.			

Si has contestado a la mayoría de estas cuestiones con un «sí», la relación con tu cuerpo no es buena, pero imagino que es algo que ya sabías. Quiero lanzarte un mensaje de esperanza, porque, aunque no lo creas, la aceptación corporal funciona y puedes dejar de vivir en guerra con tu cuerpo; es posible y mereces vivir en paz. Te recuerdo que tu cuerpo es tu casa.

No te voy a engañar, requiere esfuerzo y enfrentarse a mucha incomodidad, pero también te digo que es algo que llevas haciendo mucho tiempo. ¿Acaso ir tapada de arriba abajo en verano es cómodo?, ¿o vigilar continuamente cómo se ve tu tripa?, ¿o renunciar a bailar por lo que digan de tu cuerpo?, ¿o incluso irte de viaje y no aparecer en las fotos, como si no hubieras estado?

Claro que no lo es, pero te has acostumbrado. No tienes por qué vivir una vida avergonzada de tu cuerpo, es hora de devolver la vergüenza corporal a quienes nos la inculcaron. No hay mayor acto de autocuidado que respetar y aceptar tu cuerpo. La mejor rutina de *skincare* es aprender a vivir en tu piel.

Por eso esta parte será muy práctica, porque necesito que interiorices y te creas que tu cuerpo siempre estuvo bien. Es un cuerpo que, como tal, vive, cambia y merece respeto. Sé que a nivel racional lo entiendes, pero te es imposible sentirlo y vivir sin pedir disculpas por el aspecto de este. Por ello quiero que conozcas poco a poco el origen de tanto malestar y que luego valores si quieres seguir viviendo una vida que yo considero a medias, o una plena con el cuerpo que ahora tienes. Repito, el de ahora, no el del pasado, no el del futuro, el único cuerpo posible es el actual. No te borres, no te escondas.

2. DEVUELVE LA VERGÜENZA

Echa la vista atrás y escribe de manera detallada cuándo empezaste a sentir que tu cuerpo estaba mal.

- ¿Cuál fue ese primer comentario que desató todas tus inseguridades?
- ¿Qué edad tenías?
- ¿Cómo te sentiste cuando pasó?
- Desde entonces, ¿qué acciones has llevado con tu cuerpo para «mejorarlo»? (Con esto me refiero a dietas, si lo has escondido, si has fantaseado con otro cuerpo...). A continuación, anota al menos tres situaciones en las que sentiste que tu cuerpo no era el «correcto». Observa si hay algún patrón que se repita, por ejemplo, comparaban tu cuerpo con el de otras mujeres, te decían que había que comer menos, te incitaban a cambiar a través de la comida o el deporte, la ropa tenía el objetivo de esconder partes de tu cuerpo y no de ser una forma de expresión más.

Con este ejercicio no pretendo culpabilizar a nadie, sino que entiendas que el origen del malestar con tu cuerpo no es genuino. Seguramente surgió de comentarios y luego se materializó a través de conductas con el cuerpo, la comida, la ropa, las actividades deportivas... que estaban destinadas a cambiar esa parte que estaba «mal».

Cuerpos en una vitrina: familia, cultura y comparación

Cuando eres una niña y hasta casi la treintena, el cerebro está en obras. No es hasta los veinticinco o treinta años cuando la corteza prefrontal se desarrolla en su plenitud. Es por ello por lo que cuando eres más joven tus creencias y valores no son del todo tuyos, sino más de tu madre, tu padre, tu abuela, tu entorno familiar, en general, o tus profesores. Has interiorizado juicios y creencias que no son tuyos porque no tenías las herramientas necesarias para cuestionarlos, no tenías aún la capacidad de distinguir cuánto de cierto había en ellos y si te eran útiles. El médico estadounidense Daniel J. Siegel lo describía de esta forma en su libro *El cerebro del niño*: «Durante la infancia y la adolescencia, las creencias y los valores se internalizan a partir del entorno más cercano, antes de que el córtex prefrontal esté lo bastante desarrollado como para evaluarlos de forma crítica».

- Si has crecido en un entorno donde cada verano se hacía dieta, has normalizado que con la llegada de la temporada estival debes cambiar la alimentación y hacer más deporte.
- Si has visto a tu madre, o a tu referente femenino en la crianza, evitar comer determinados alimentos por miedo a engordar, has heredado ese miedo y los miras con recelo.
- Si en la sobremesa era normal hablar del cuerpo de otras personas y juzgarlas por ello, has aprendido a que se opina del cuerpo de otros y se les otorga valor en función de su apariencia.

- Si has crecido en una familia en la que subir de peso era lo peor que le podía pasar a una mujer, es probable que hayas vivido en hipervigilancia con tu cuerpo.
- Si cada vez que alguien de la familia perdía peso recibía halagos y reconocimiento, has aprendido que ser más delgada es sinónimo de éxito.
- Si has crecido en un entorno donde las niñas tenían que comer poco y no repetir porque eso no era de «señoritas», has aprendido a vigilar tu apetito.
- Si en tu entorno se decía que estar gorda era por descuido, has aprendido que el cuerpo se puede moldear para ser adecuado.

Estos comportamientos por desgracia son bastante comunes, y si has tenido la suerte de crecer en un entorno donde nada de esto existía, te habrás topado con una sociedad donde la valía de cada mujer venía cifrada en kilos, donde no se es lo bastante buena en el entorno profesional si no tienes un cuerpo lo más cercano a los cánones, y es probable que hayas hecho de tu cuerpo un proyecto vital.

Es decir, te han instalado un software que no es tuyo. Ahora que tienes más capacidad para discernir es el momento de ver si ha quedado obsoleto, si te ayuda de alguna manera o si prefieres eliminarlo y configurar tu vida a tu gusto.

Por favor, no olvides que siempre tienes la opción de desechar estas creencias si lo deseas. Sé que es difícil porque a base de repetirte que tu cuerpo está mal ya no hace falta que nadie te lo diga, te lo has creído y actúas en consecuencia. Pero ¿no te parece raro que la que te parece la más guapa de tus amigas, además de talentosa y con un cuerpo que te gusta, se sienta igualmente frustrada por determinadas partes de su cuerpo?, ¿que también haya hecho dietas y que siempre esté en lucha con su aspecto? ¿No te parece que es algo más estructural? ¿Cómo es posible que todas nos hayamos sentido o nos sintamos mal con nuestro cuerpo? ¿Por qué solo sentimos esta vergüenza las mujeres? ¿Por qué no se ejerce la misma presión con el cuerpo de los hombres? ¿Por qué a ellos se les permite envejecer y a nosotras no? ¿Por qué los hombres en general no ocultan su cuerpo? ¿Por qué el tiempo y el dinero que emplean los hombres a la estética es infinitesimal a lo que hemos gastado o seguimos gastando las mujeres? ¿Por qué las mujeres nos «arreglamos» cuando salimos a la calle? No estamos rotas, no necesitamos repararnos para salir a la calle, nos han destruido la autoestima, porque nuestra insatisfacción corporal genera muchísimo dinero.

Quiero que te enfades, que dejes de vivir con tristeza por ese cuerpo ideal que te vendieron, y que empieces a vivir con el que tienes. Que te inunde la rabia por lo que te han hecho, por lo que nos han hecho a todas las mujeres, que la ira sea impulso para proteger a las que vienen y para mejorar la relación con tu cuerpo.

Quizá lo veas exagerado, pero la opresión y la violencia que experimentamos las mujeres sobre nuestros cuerpos es una expresión más de violencia de género. Por favor, no entiendas este pensamiento como una manera de banalizar la violencia de género.

La filosofa feminista Sandra Bartky expone en su capítulo «Foucault, Femininity, and the Modernization of Patriarchal Power» cómo la presión estética funciona como una forma más de violencia simbólica y control sobre las mujeres.

El término «violencia simbólica» fue acuñado por el sociólogo francés Pierre Bordieu. En él planteaba cómo era posible que las desigualdades sociales (de clase, género, raza...) se mantuvieran en el tiempo a pesar de que no había una represión visible o una fuerza física que las mantuviera.

Por un lado, introdujo el concepto *habitus corpus*, esos esquemas mentales, corporales y afectivos que adquirimos cuando nacemos. Aprendemos cómo vestirnos, cómo desear, cómo comer y hasta cómo movernos en función de nuestra clase social, género y cultura.

Por ejemplo, de niñas aprendemos a sentarnos con las piernas cruzadas, a no elevar el tono de voz, a sonreír, a cuidar nuestro aspecto, a complacer a los demás...Y todo esto se va grabando en el cuerpo, y en la mente.

En nosotras el *habitus corpus* suele ser recogido, decorativo, contenido.

Por otro, habló del campo social. Según esto, el mundo está dividido en campos (el educativo, el científico, el religioso, el artístico...) y en cada uno de ellos hay una lucha por el reconocimiento, el prestigio, «el buen gusto»; en definitiva, una batalla de poder simbólico. Para encajar en cada uno de ellos hay que cumplir con las normas que los rigen, y para eso hay que poseer ese «capital», ya sea social, económico, cultural o erótico.

El mecanismo por el cual se aceptan estas normas, y se valoran como lógicas, justas o naturales, no se considera impuesto. Estos comportamientos no se adoptan desde la violencia física, pero sí con normas y expectativas sociales. Es lo simbólico (el lenguaje, los ideales, los roles, los títulos académicos, la belleza) lo que legitima la dominación. Se establecen relaciones desiguales de poder enmascaradas por la lógica o lo que debería de serlo.

Bordieu relaciona esto con la dominación masculina en su libro homónimo. En él expresa que el patriarcado no necesita de gritos ni golpes en la mesa, sino que se perpetúa a través de la educación, el lenguaje, los roles familiares, el amor, la sexualidad... Las mujeres interiorizamos este orden desde niñas, y lo reproducimos en nuestra forma de actuar. El poder patriarcal lo interiorizamos como normal, y nos adaptamos a él.

El cuerpo femenino es moldeado desde la infancia para esa sumisión postural y estética. Nuestros cuerpos se convierten en un blanco fácil y dócil para el sistema. No se trata ni de estética, ni de belleza; se trata de poder.

> «La violencia simbólica es dulce: actúa como si las mujeres quisieran lo que se espera de ellas» (Bourdieu, 2006).

Por su parte, Sandra Bartky se basa en las herramientas de Michel Foucault para analizar la opresión sobre nuestro cuerpo y destaca estos puntos:

- *La feminidad como práctica corporal:* Ser mujer no es una identidad por sí misma, sino una disciplina corporal constante. El cuerpo femenino ha de ser delgado, suave, firme pero no musculoso, joven, sexual pero no obsceno.
- *Disciplina y autocontrol:* Las mujeres nos convertimos en vigilantes de nosotras mismas para acercarnos al ideal femenino. Por eso nos depilamos, controlamos nuestro peso, nuestra ropa, la comida o el pelo.

Esta vigilancia es autoimpuesta, pero ni libre ni genuina. Vivimos en un sistema que nos exige todas estas cosas por ser mujeres. Puedes decir que te depilas porque quieres, claro que sí, pero te enseñaron, igual que a mí, nos convencieron de que el vello corporal en las mujeres no es agradable.

> «El cuerpo disciplinado de la mujer no es un cuerpo libre, sino un cuerpo moldeado por las demandas de un orden masculino que se infiltra hasta en los poros» (Bartky, 1998).

Con esto no cuestiono que te maquilles, que te pintes las uñas, que te rasures el vello corporal o que desees pesar menos, solo expongo el origen de tantos mandatos sobre nuestros cuerpos.

No juzgo las decisiones personales de cada mujer, sino que denuncio las estructuras patriarcales que nos llevan a ellas. A mí me ha costado ver qué hacía realmente por mí y qué por pensar que era lo que tenía que hacer respecto a mi cuerpo. De hecho, yo necesité un confinamiento para dejar de ver el maquillaje como imprescindible, ya que me maquillaba siempre y mucho. Sin embargo, desde el confinamiento puedo salir a la calle sin maquillarme, y puedo ver mi cara sin maquillar y no sentirme desnuda o avergonzada por ello. Créeme que no estoy aquí para juzgar a nadie.

Hemos normalizado tanto la opresión y los mandatos sobre nuestro cuerpo que los consideramos normales, y no una expresión más de violencia y control. Nuestro cuerpo se convierte en un campo de batalla donde se juega la pertenencia y el valor social.

Ahora, con toda esta información, vuelve a la última parte del primer ejercicio, y dime de qué te sirve seguir manteniendo esos mandatos sobre tu cuerpo en la actualidad.

Esto es lo que se conoce en psicología como beneficio secundario, absolutamente todo tiene una función, por dañina o perversa que resulte, nos protege de algo o nos beneficia. No tiene que ser consciente, pero se refuerza con la conducta e impide que se lleven a cabo cambios. Es aquello que gano sin darme cuenta al seguir en una situación que me perjudica; esas acciones que mantengo y que son perjudiciales para mí, pero que a su vez me «premian» de algún modo.

Te pongo un ejemplo: en los trastornos de la conducta alimentaria se producen muchos comportamientos dañinos para la persona que los sufre, por ejemplo, restringir comida, pasar hambre, hacer ejercicio hasta la extenuación. Por otro lado, reciben la valoración social, se les felicita por su disciplina, y esas conductas le permiten sentir control, evitar conflictos o protegerse de una realidad difícil de afrontar.

Aquí va un ejemplo personal. Siempre he vivido en lucha con mis piernas, a las que ahora acepto y que no sé cómo he podido castigarlas tanto. Aprendí que mis piernas eran demasiado grandes para mi cuerpo y feas, así que las tapaba. Durante años no usaba pantalones cortos en verano y procuraba no enseñar más allá de por encima de la rodilla. Ni que decirte que pasaba un calor horroroso en verano, y que me sentía fatal en determinadas circunstancias cuando se me iban a ver las piernas, pero mantener este mandato, a su vez, me protegía de no aceptar esta parte de mi cuerpo, de no mirarlas de frente sin el juicio aprendido de los demás. Aceptar el cuerpo tal cual es un proceso difícil cuando durante años te han enseñado a odiarlo, pero no hacerlo te mantiene en la vergüenza corporal. Un día decidí dejar de tratarme así, eso implicó empezar a ver mi cuerpo, trabajar la crítica, mirar mis piernas desde la funcionalidad y no desde la estética, ponerme ropa con la que no me sentía cómoda, pero sí más fresca en verano. Y después de todo este proceso, mis piernas no son la parte preferida de mi cuerpo, pero no me suponen malestar, ni las escondo, ni me avergüenzan.

Generalmente el beneficio secundario en estos casos es no exponerte, no aceptar tu cuerpo, pero con ello también dejas de hacer la vida que te gustaría tener, de vivir de la forma más libre que te permite este mundo.

DIARIO DE MANDATOS CORPORALES

Te voy a pedir que durante una semana hagas un registro diario sobre todos los mensajes o mandatos que recibas de manera implícita o explícita de cómo debería ser tu cuerpo.

Anota:

- ¿Qué decía el mensaje?
- ¿De dónde viene (TV, redes sociales, familia, amigos, consulta médica)?

- ¿Cómo te hizo sentir?
- ¿A quién beneficia este mensaje?
- ¿Te vende la solución?

Cuando el cuerpo deja de pedir perdón.
¿Y si no cambiamos el cuerpo, sino el mundo?

Te voy a contar lo último que me ha llegado. Mira que he visto cosas, pero esto me ha costado digerirlo. Es un anuncio que corre por Instagram de una empresa que vende un triángulo de silicona para meterlo dentro de las bragas y que así no se note la vulva. Me parece indignante. A nosotras se nos tapa, nos hacen sentir vergüenza por que se noten partes de nuestro cuerpo, y si no piensa en el alboroto que se forma cuando se nos marcan los pezones. Sin embargo, a ellos se los invitan a marcar bien el paquete, sus atributos sexuales cuanto más abultados, mejor.

Cada vez que veo alguna cosa así en Instagram, o que promueve los trastornos de la conducta alimentaria, la denuncio, es algo que se puede hacer. No sé si sirve de mucho, pero sí creo en el poder de la unión y la fuerza que podemos ejercer juntas; si todas empezamos a denunciar este tipo de cosas, quizá consigamos cambios.

Es importante que estos mensajes los denunciemos, que levantemos la voz, que seamos conscientes de que lo que hemos asumido como normal es violencia, y para ello necesitamos hablar entre nosotras. No bajar la cabeza y sentirnos avergonzadas por tener canas, engordar o no poseer un abdomen marcado. No son problemas individuales, sino una cuestión estructural que nos atraviesa a todas las mujeres. Por ello, la lucha es conjunta.

Seguro que has combatido contra tu celulitis, que has probado cremas, masajes locales, presoterapia, maderoterapia o que incluso has llegado a dormir envuelta en film transparente para perder grasa. Bueno, pues quiero contarte qué es la celulitis, y cuándo se convirtió en un problema estético.

La celulitis como tal se define como una alteración del tejido subcutáneo que provoca que la piel se vea con hoyuelos o «piel de naranja», sobre todo en muslos, abdomen, glúteos y caderas. Atenta, querida, afecta del 85 al 90 por ciento de las mujeres después de la pubertad, con independencia de su peso. Está relacionada con factores hormonales (estrógenos), genética, circulación linfática y venosa, y con la estructura del tejido conjuntivo.

No es una enfermedad ni representa ningún problema para la salud.

Así, fue la revista *Vogue* la que, en 1933, en su edición francesa, publicó un artículo que consideraba la celulitis como un problema estético. «*La cellulite: ces capitons, ces rides, ces bosses...*» [La celulitis: esos hoyuelos, esas arrugas, esos bultos], se llamaba.

De este modo no solo crearon un problema de algo que es totalmente normal en el cuerpo de las mujeres, sino que empezaron a vender las posibles soluciones. Los centros de belleza ofertaban tratamientos para eliminarla, la industria de la belleza comercializaba productos para tratarla y bombardeaban a las mujeres sobre lo poco atractiva que era la celulitis.

Desde entonces no han parado de aparecer cremas y tratamientos estéticos para combatir algo que es totalmente normal y esperable en el cuerpo de una mujer, un «defecto» más que sumar a la lista interminable de la presión estética que sufrimos las mujeres.

Lo que esto quiere decir es que la mayoría de las mujeres tenemos celulitis porque está mediada por factores estrogénicos. Sorpresa: los estrógenos, que son la hormona sexual predominante en las mujeres, favorecen la acumulación de grasa subcutánea, la retención de líquidos y alteraciones en la microcirculación. A partir de la pubertad, cuando los niveles de estrógenos aumentan, es muy común que aparezca la celulitis. Es decir, no la vemos en niñas, pero sí en la mayoría de las mujeres adultas.

A veces me pregunto: ¿de verdad os gustamos las mujeres tal y como somos? ¿Con nuestros estrógenos, nuestra celulitis, nuestros cuerpos en continuo cambio? ¿O lo qué deseáis es un cuerpo de mujer sin modificaciones, lo bastante adulta como para ser deseada, pero que apenas cruce la línea legal?

Se favorece la idea de un cuerpo sin rastro de dolor, sin historia, sin pliegues, sin resistencia. Un cuerpo que no sangre, que no engorde, que no se queje. Un cuerpo domesticado. Que se depile, que huela bien, que sonría. Un cuerpo al que le hayan dicho desde niña que lo más importante es ser bonita y estar callada.

Porque pareciera que lo femenino gusta, pero solo si es cómodo. Si no molesta. Si no envejece. Si no se mancha. Si no exige. Si no ocupa espacio.

Y claro, cuando nos salimos del molde, incomoda. Cuando no estamos delgadas, cuando no queremos agradar, cuando priorizamos nuestro placer, nuestra voz, nuestro descanso..., entonces somos problemáticas, exageradas, histéricas, dejadas, feas e inadecuadas.

Pero nuestro cuerpo no está aquí para vuestra comodidad. No somos vuestras muñecas, vuestras fantasías ni vuestras cuidadoras por defecto.

Somos mujeres. Y nuestro cuerpo cambia.

LA PUBLICIDAD CORPORAL

Elige un anuncio de televisión o de la radio, un vídeo o una publicación de cualquier red social o un artículo en una revista que hable del cuerpo de la mujer y hazte las siguientes preguntas:

- ¿Qué modelo de cuerpo vende?
- Si aparecen mujeres en el anuncio, describe cómo son en cuanto a su corporalidad.
- Si te vende una solución, o te dice qué deberías hacer, anótalo.
- ¿A cuántas mujeres deja fuera este anuncio?
- ¿Cómo respondes a este anuncio desde tu parte más crítica?

En 2004 se popularizó un anuncio del desodorante Dove. La empresa lanzó una campaña *real beauty* que decía ser para mujeres reales. En los anuncios televisivos, salían mujeres en ropa interior blanca con un fondo azul; era la primera vez que se hacía una campaña publicitaria donde no había modelos profesionales.

En el anuncio aparecían mujeres de más de veinte años, también racializadas, y con diferentes cuerpos, algo totalmente distinto a lo que acostumbraba a mostrar la publicidad en ese momento. Supuso una revolución porque desafiaba los estándares de belleza.

Te invito a que busques ahora este anuncio y compruebes la poca diversidad que había. En realidad seguían siendo mujeres que no pasaban de una talla 44, y ninguna tenía más de cincuenta años. Por supuesto, no aparecían mujeres de todas las razas ni etnias, ni con diversidad funcional, ni mujeres gordas... Al final lo que mostraba el anuncio era un estándar de belleza un poco más laxo, pero no dejaban de ser cuerpos delgados y aceptados socialmente.

Empezar a tener una mirada crítica sobre todos estos mensajes que recibimos nos ayuda a poner distancia, nos hace menos permeables a esa presión insoportable.

El patriarcado y el capitalismo transforman los mensajes para que parezca que hacemos todas estas cosas desde la libertad, desde una elección propia no condicionada. La libertad real se experimenta cuando nadie te dice cómo debería ser tu cuerpo mientras te promete una vida mejor cuando lo consigas.

Como dice mi admirada Ana de Miguel: «Lo que se presenta como elección individual puede ser perfectamente sumisión estructural» (De Miguel, 2015).

Todo esto intenta hacernos creer que controlar nuestro cuerpo es algo innato. Te habrás dado cuenta de que ahora se habla mucho de autocuidado. Pero ¿esto qué es?, ¿quién lo define?

Hay mucho «autocuidado» que coincide con las exigencias de la presión estética. ¿Es autocuidado llevar siempre la manicura perfecta o es una exigencia más sobre nuestra apariencia? No voy a contestarte porque no hay respuestas correctas, solo quiero que reflexiones sobre esto. Y para ello, te propongo un ejercicio.

LA TRAMPA DEL AUTOCUIDADO

Nos han dicho que estamos hechas para cuidar a los demás, que es algo natural en nosotras, instintivo. Como si hubiéramos nacido sabiendo poner tiritas, hacer purés, sostener llantos, acompañar duelos y renunciar a nosotras mismas para que todo lo demás funcione. No es que se nos dé mejor, es que nos hemos hecho cargo de ello.

Cuidamos a nuestras hijas e hijos y también a los de nuestras amigas cuando lo necesitan. A nuestras sobrinas, a las criaturas del parque cuando no hay nadie más mirando. Cuidamos a nuestros padres, a nuestras parejas, a los suegros, a las compañeras del trabajo que están quemadas, a nuestros animalitos.

Nos hacemos cargo de la compra, del estado emocional de la familia, de recordar las citas médicas, de preparar cumpleaños, de apuntar qué falta en la nevera, de saber qué hay que lavar. De las comidas, de las meriendas, de que todos estén bien.

Y en medio de tanto cuidado, nos dejamos para el final. O directamente nos olvidamos de nosotras. Porque hay urgencias mayores, porque nos enseñaron que priorizarnos es egoísta. Porque si no lo hacemos nosotras, ¿quién lo hará?

En cambio, el cuidado femenino se vende más como una manera de adelgazar o de que nuestro cuerpo sea estéticamente aceptable para los mandatos de la presión estética. El término «cuidado» ha sido fagocitado por la cultura de dieta, y ya es un sinónimo de adelgazar.

A continuación, he dividido el ejercicio en dos partes:

Primera parte: ¿Qué es para ti cuidarte?

Tómate un momento para reflexionar y responder con honestidad:

- ¿Qué significa para ti cuidarte?
- ¿Qué actividades consideras que forman parte de tu autocuidado?
- ¿Cuántas veces a la semana (o al día) las realizas realmente?
- ¿Tienes espacio para ellas en tu agenda? ¿Las llevas a cabo o se quedan ahí para cuando se pueda?

Este primer paso sirve para que analices tu día a día con más conciencia. No se trata de juzgarte, sino de ver con claridad qué lugar tiene el cuidado en tu vida hoy.

Segunda parte: ¿Y qué nos dijeron que era cuidarse?

Ahora iremos un poco más allá. Anota aquí algunas ideas que hayas escuchado (o interiorizado) sobre lo que debería ser el autocuidado para una mujer. Pueden venir de las redes sociales, de revistas, de tu entorno o incluso de ti misma:

¿Qué cosas se supone que deberías hacer para cuidarte?

¿Cuáles de esas actividades haces porque sientes que toca o que debes?

¿Realmente las disfrutas?

Si las miras ahora con una mirada más crítica..., ¿puede que alguna ni siquiera sea cuidado, sino algo que roza el maltrato o la exigencia disfrazada?

Te animo a que cambies esto. Haz un hueco en tu vida para esa actividad de autocuidado real que dejas siempre para cuando puedas y, por contra, abandona una de presión estética disfrazada de autocuidado. Anota cuándo la vas a hacer, dónde, qué tiempo necesitas y date ese espacio. No permitas que caiga en saco roto, no te dejes para después.

Si te das cuenta, las exigencias cada vez van más allá. Ahora se ha puesto de moda dormir con un montón de cachivaches: para sujetarte la mandíbula y evitar así la papada, parches para los ojos para que no se marquen las bolsas ni las ojeras, un esparadrapo en la boca para respirar por la nariz mientras duermes, tensores por la cara para huir de la flacidez, una faja en el abdomen, cacharros moldeadores para levantarte con un pelo digno de peluquería..., un montón de cosas. Parece que al día siguiente en vez de ir a trabajar o de tener un día como cualquier otro, vamos a grabar un anuncio publicitario.

Es curioso, porque la presión estética y el capitalismo se dieron cuenta de que, durante el sueño, unas ocho horas con suerte, no estábamos pensando en cómo modificar nuestro cuerpo, y esto les suponía una pérdida de ganancias. Por ello han creado un sinfín de artilugios, a cual más innecesario y bizarro, para fastidiarnos el descanso y así, si nos pueden esclavizar veinticuatro horas, pues muchísimo mejor que dieciséis.

EL LENGUAJE CON MI CUERPO

Como ya te he contado, es muy importante el lenguaje, cómo nos hablamos interfiere en cómo nos sentimos. Si nuestro discurso interno resulta agresivo o cruel, es muy difícil que podamos estar tranquilas con el cuerpo que habitamos.

No nacimos odiando nuestros muslos ni tapándonos los brazos. Es un lenguaje que la sociedad nos ha enseñado, pero podemos cambiarlo por otro más amable y respetuoso.

Si una amiga te dijera que le da asco su cuerpo, ¿le responderías de la misma manera en que lo haces contigo misma? ¿O le hablarías con más cariño?

Haz una lista de los comentarios que realizas sobre tu cuerpo, y dales una vuelta para conseguir un diálogo más compasivo y neutral.

Te pongo unos ejemplos para que transformes tu voz interna en la voz de una amiga:

Lo que me digo	Cómo podría decírmelo
«Qué asco de piernas».	«No me gustan mis piernas».
«Tengo una barriga gordísima».	«Tengo más barriga que antes».
«Estoy hecha una bola».	«He subido de peso».
«Doy pena, no me reconozco».	«Ahora no me gusto».
«En biquini parezco una foca».	«Me siento vulnerable en ropa de baño, no estoy cómoda enseñando mi cuerpo».

¡Ahora te toca a ti!

Lo que me digo	Cómo podría decírmelo

Como ves, no se trata de engañarte, sino de hablarte de una forma más amable, que no te genere vergüenza ni rechazo. Aunque no te encante tu cuerpo, al menos no lo maltrates.

En la sociedad en la que vivimos, lo difícil es que te guste, con tantos mensajes sobre cómo *debería ser* que recibimos. Pero al menos respétalo y háblate bien. Recuerda que tu cuerpo está ahí para ti y que, pese a que no lo amas, te permite vivir.

Tu cuerpo ya es perfecto, lo único que necesita es respeto. Mereces tratarte siempre con dignidad.

¿ESTO QUE SIGO VA CONMIGO?

Te propongo que accedas a tus redes sociales y revises los perfiles que sigues. Pregúntate: ¿Estos cuerpos tienen algo que ver conmigo? ¿Me representan en cuanto a corporalidad, valores, edad o nivel adquisitivo?

Si sigues cuentas que solo muestran un tipo de cuerpo —y que además están centradas en qué comer, qué ejercicios hacer, qué tratamientos estéticos probar o qué rutinas de belleza seguir— te sugiero que dejes de hacerlo. Es muy difícil sentir paz con tu cuerpo si cada dos segundos recibes el mensaje de cómo *debería ser* y qué hacer para conseguirlo.

Muchas veces no nos damos cuenta de que la gente que está en las redes, en general, vive de eso. Tienen tiempo, recursos y facilidades para entrenar, hacerse tratamientos, ir a la peluquería y cuidar su cuerpo como herramienta de trabajo.

Gracias a las redes sociales, el machaque sobre nuestro cuerpo puede ser constante las veinticuatro horas del día. Pero aquí viene la buena noticia: tienes poder de decisión. Si una cuenta no te hace bien, fuera, no la sigas.

Esas cuentas que te hacen dudar de tu cuerpo, que te generan comparación o te dejan con la sensación de que deberías hacer mil cosas más para estar «mejor» no deberían campar a sus anchas por tu teléfono. Cuida lo que ves. No permitas ese malestar gratuito.

Yo en esto soy aún más radical: te diría que, en general, no sigas cuentas donde el físico tenga un protagonismo exagerado. En las redes hay gente interesantísima que habla de arte, feminismo, música, viajes, galgos o lo que te dé la gana. No sigas alimentando las normas patriarcales sobre el cuerpo femenino.

Busca cuentas que te hablen de tus aficiones, de lo que te gusta. Ya tenemos un mundo entero que, desde pequeñas, nos ha dicho cómo debería ser nuestro cuerpo... ¿realmente necesitas más de eso en tus redes sociales?

Si te animas a hacer *unfollow*, revisa al cabo de una semana cómo te sientes. ¿Te notas más en calma?, ¿con una mayor paz mental?, ¿sientes menos presión sobre tu cuerpo?

A la mierda el algoritmo, tu paz mental importa mucho más.

2

BODY NEUTRALITY (NEUTRALIDAD CORPORAL): DE LA BELLEZA A LA FUNCIONALIDAD

Para llegar a la neutralidad corporal hay que hacer un viaje por su antecesor, el *body positive*.

El origen del *body positive*

Como ya sabrás, desde niñas nos han dicho cómo debe ser nuestro cuerpo para gustarle a los demás. Así, deja de ser un cuerpo para convertirse en un objeto en un escaparate a la espera de la validación del público. Que nos gustemos a nosotras mismas no importa; aprendemos a querernos según la belleza que otros nos otorgan, no la que vemos. ¿Dónde queda lo que percibimos sin esa mirada ajena? ¿El cuerpo es válido en la medida en que le resulte agradable al otro? ¿La funcionalidad del cuerpo solo importa si encaja en ciertos prototipos?

Lo siento, pero no. Ya no. Lo que tu cuerpo te permite vivir es mucho más importante que lo atractivo que pueda parecerle a otra persona. Solo tenemos una vida, y es corta. Ya han sido suficientes años de vergüenza, de privarte de cosas por no tener ese cuerpo «ideal», de pasar calor con ropa incómoda, de evitar fotos o playas, o de renunciar a lo que quieres por creer que no eres merecedora de ello. Lo eres. Siempre lo has sido.

El activismo gordo surgió en Estados Unidos en el verano de 1967, en un momento de auge de la lucha social: feminismo, contracultura y derechos civiles. Ese verano tuvo lugar el primer *fat-in*, una sentada en Central Park organizada por Judy Freespirit y otras activistas. Inspiradas en los *sit-ins* no violentos por los derechos civiles, reunieron a personas gordas con pancartas, quemaron libros de dieta y repartieron pegatinas que rezaban «Fat Power».

A Judy le debemos mucho. Junto con Sara Fishman, en 1973 escribieron «Fat Liberation Manifesto», donde abordaron la gordura desde una perspectiva feminista, anticapitalista y no patologizante. Por primera vez se vinculó la gordofobia con otras opresiones como el sexismo, el racismo y la violencia estructural, con una mirada imprescindible de justicia social y respeto a la diversidad corporal. Judy luchó también contra el capacitismo, recordándonos que para el capitalismo nuestros cuerpos deben funcionar plenamente para sostener la productividad.

«Creemos que las personas gordas son seres humanos plenos, con derecho al respeto y a la dignidad. Estamos enfadadas por el maltrato que hemos recibido y decididas a ponerle fin» (Freespirit y Fishman, 1973).

En 1967, Lew Louderback publicó en *The Saturday Evening Post* un artículo titulado «More People Should Be Fat» [Más gente debería ser gorda], en respuesta a la discriminación laboral que sufría su mujer, rechazada por ser gorda. En el trabajo, prevalecía el estereotipo de que las personas gordas eran vagas e ineficientes. El cuerpo era una carta de presentación más del currículum, algo que lamentablemente sigue pasando, pero Louderback fue de los primeros en denunciarlo en público.

A partir de ese artículo comenzó un movimiento de aceptación corporal. En 1979, Louderback publicó *Learning to Love Our Bodies* [Aprendiendo a amar nuestros cuerpos], un libro clave del activismo gordo. En él cuestiona la idea de «normalidad» corporal y los estándares, proponiendo aceptar y amar el cuerpo en vez de odiarlo o cambiarlo. En él critica también la industria de las dietas y el negocio de la delgadez, y subraya que la salud no está ligada en exclusiva al peso, destacando también la salud mental.

«El poder gordo no se trata de glorificar la gordura, sino de poner fin a la vergüenza» (Louderback, 1970).

Dos años antes, en 1969, Bill Fabrey fundó la NAAFA (National Association to Advance Fat Acceptance), cansado de ver cómo su mujer sufría discriminación laboral por su peso. Creó esta asociación para defender los derechos de las personas gordas, cambiar la percepción social y proteger su calidad de vida. Fue el primer colectivo formal del movimiento gordo en Estados Unidos, con objetivos como denunciar y combatir la discriminación en sanidad, trabajo, educación, ocio y cultura. NAAFA sigue siendo un referente global en la lucha contra la gordofobia, denunciando la discriminación laboral y promoviendo un trato respetuoso y neutral hacia los cuerpos gordos. El término *body positive* empezó a popularizarse en los noventa y durante la primera década del siglo XXI, tomando como base el activismo gordo. El *body positive* original tenía un enfoque político y social ligado a la aceptación radical de la diversidad corporal, no solo a la belleza.

En esos años, además, reinaba el *heroin chic*, una tendencia de moda que apostaba por un ideal de belleza hiperdelgada, la llamada talla cero: mujeres con aspecto frágil, pálidas, andróginas, con una actitud triste y apática, ojeras marcadas, aspecto demacrado y *grunge*. Romantizaba la estética de las mujeres bajo la influencia de la heroína. Seguro que recuerdas el aspecto demacrado de Kate Moss. A su vez, convivían estas dos tendencias: una que apostaba por amar el cuerpo tal cual era y otra que apostaba por destruirlo, ya que generaba problemas de autoestima y trastornos de la conducta alimentaria.

El impacto del *heroin chic* en la salud pública fue grave, pues aumentó la presión sobre las mujeres jóvenes para alcanzar un cuerpo inalcanzable y peligroso. Modelos icónicas como Kate Moss se convirtieron en símbolos de esta estética, influyendo en la industria de la moda y más allá. En Estados Unidos, según la Asociación Nacional de Trastornos Alimenticios (NEDA, por sus siglas en inglés), la tasa de anorexia nerviosa aumentó aproximadamente entre un 50 y un 70 por ciento entre 1980 y 1995, coincidiendo con la popularización de esta estética. Y en Reino Unido, un estudio publicado en los años noventa documentó que el número de hospitalizaciones por anorexia nerviosa se duplicó entre 1980 y finales de la década siguiente. Por otro lado, el *body positive* original tenía un enfoque mucho más político y radical, centrado en la aceptación de la diversidad corporal y la lucha contra la gordofobia y otras opresiones estructurales. Como era de esperar, la industria de la belleza y del *fitness* pronto se apropió del término *body positive* y desplazó su sentido hacia un enfoque comercial, devolviendo el foco a la belleza y a los cuerpos normativos; excluyendo a menudo a quienes no encajaban en los cánones sociales aceptados.

Las campañas publicitarias comenzaron a mostrar mujeres «diversas», pero dentro de límites que no molestaran al patriarcado. Esta versión cooptada del *body positive* no solo diluyó su potencia política, sino que también contribuyó a perpetuar ciertos estándares estéticos, aunque de forma más amable.

Hoy en día, gracias al trabajo de activistas y colectivos, el *body positive* está recuperando su esencia original: una reivindicación inclusiva que abraza todas las formas, tamaños, colores y capacidades, y que denuncia las estructuras de poder que imponen una única forma «correcta» de ser y verse.

¿Qué es el *body neutrality*?

El enfoque de la *neutralidad corporal* o *body neutrality* surgió como respuesta al *body positive*, y lo promovió la activista Anne Poirier en 2015. Su objetivo era quitar el foco de la belleza y colocarlo en lo que hace el cuerpo, en su funcionalidad.

Poirier, certificada en imagen corporal y alimentación intuitiva, comenzó a hablar del término en sus talleres como una alternativa al *body positive*, que muchas veces transmitía el mensaje de que «tienes que amar tu cuerpo». Para ella, eso no siempre era realista ni accesible, sobre todo para quienes habían vivido en guerra con su cuerpo.

Su historia personal la llevó a esta propuesta. En plena adolescencia, Anne desarrolló anorexia, lo que marcó una vida entera de obsesión por controlar la comida y el cuerpo, y el uso del ejercicio como castigo. Con el tiempo, la anorexia dio paso a la bulimia, y pasó años luchando contra sí misma. La comida se convirtió en su obsesión —como tantas veces ocurre tras la restricción— y el ejercicio, en un castigo por comer.

El nivel de maltrato fue tan profundo que, cuando se fracturó una pierna, siguió entrenando en el hospital. Fue ahí donde comenzó su transformación. Dejó de ver su cuerpo como un enemigo y empezó a considerarlo como lo que verdaderamente era: «la vasija que me permite vivir», su medio para reír, llorar, amar y sentir.

> Después de luchar con mi propio peso, la imagen corporal negativa y los comentarios degradantes sobre mí misma durante gran parte de mi vida..., me di cuenta de lo mucho que me había perdido. Tiempo perdido en fiestas de cumpleaños de mis hijas, reuniones familiares, conversaciones con amigos e incluso días, semanas y meses de mi vida, porque estaba absorta en mi cabeza.
>
> Más del 90 por ciento del espacio mental lo ocupaban las calorías: sumaba, restaba, planeaba ejercicios y listaba alimen-

tos que no iba a comer. Finalmente, me encontré en una cama de hospital, con la pierna rota... y aún pensaba en cómo seguir entrenando. Ya era suficiente. Tenía que encontrar otra forma de vivir.

Así que me matriculé en un posgrado sobre Trastornos de la Conducta Alimentaria... y el resto es historia. Decidí documentar no solo mi espiral hacia la autodestrucción y el autodesprecio, sino también mi camino de regreso hacia la autoaceptación y el respeto (Poirier, 2021).

Anne Poirier define la neutralidad corporal como un estado intermedio entre el odio y el amor hacia el cuerpo. Un espacio de descanso, donde no es necesario ni amarlo ni rechazarlo, sino simplemente usarlo, respetarlo y agradecerle permitirnos existir.

Como mujer y como nutricionista, este es el único enfoque que me parece factible. Nos enseñan a odiar nuestros cuerpos desde que somos muy pequeñas. Pretender que de repente los amemos tal cual son puede ser un paso inalcanzable para muchas. Además, sigue centrándose demasiado en la apariencia, en la belleza. Pero podemos respetarlo sin amar. Desde el respeto puede llegar el cariño, pero el primer paso es el agradecimiento por todo lo que nuestro cuerpo nos permite hacer. Ojalá podamos llegar a quererlo después de tantos años de violencia.

El *body positive* genera además una positividad tóxica, ya que intenta que se valide y se ame cada parte del cuerpo, lo cual puede resultar casi imposible, tras un arduo esfuerzo en frustración y supresión de los sentimientos reales hacia el propio cuerpo. Por otra parte, del *body neutrality* se señala la dificultad y el esfuerzo en llegar a esa neutralidad corporal tras años de vivir en una batalla con tu cuerpo, y de ser muy capacitista. No hay que dejar de lado que las personas más en los márgenes de esta sociedad gordófoba, capacitista y machista tienen una dificultad aún mayor de llegar a respetar el cuerpo en el que se habita.

Personalmente, creo que es la única opción. Y sí, es un camino lleno de piedras, de dolor. Pero también creo que es el camino hacia la paz para, después de tanto daño, poder vivir tranquilas.

En caso contrario, siempre estamos buscando *la* dieta, *esa* operación quirúrgica, *ese* tratamiento mágico. Y detrás, las hordas de cremas, ropas, fajas..., todo para ocultarnos o mejorarnos. Como si no tuviéramos derecho a simplemente estar. Como si tuviéramos que ganarnos el permiso de existir a través de una belleza dictada por el patriarcado.

Creo que el mayor acto de rebeldía —y de amor propio— es procurarnos y luchar por vivir tranquilas en el cuerpo que, ni más ni menos, nos permite estar vivas.

No se trata de que te encante tu cuerpo, ni de estar feliz con él cada día, sino de respetarlo y valorarlo por sus funciones. La neutralidad corporal te ofrece una manera de reconciliarte con él desde el respeto, incluso cuando hay días en los que no te gusta.

Te propone que en lugar de mirar tu cuerpo con crítica o con deseo de cambiarlo, lo observes con cierta distancia emocional y te repitas: «Esto es lo que hay hoy».

No necesitas fingir que todo está bien si no es así. Pero puedes elegir no castigarlo. Puedes aprender a relacionarte con tu cuerpo de forma más amable y menos exigente.

La neutralidad corporal no significa pasividad, sino atención; es darte cuenta de que la manera en la que te hablas influye directamente en cómo te sientes y cómo actúas.

No es conformismo, es liberación: no necesitas tener un cuerpo «perfecto» para vivir en paz. Tener un cuerpo que te permite vivir es todo, pero a través de la cultura de dieta y de la presión estética, convierten tu hogar en una celda. No lo olvides: estar viva es un regalo.

¿Por qué la neutralidad corporal puede ayudarte?

Porque te permite descansar. Porque vivir pendiente de tu cuerpo te roba energía y tiempo. Porque puedes elegir invertir ese tiempo y energía en cosas que te hagan bien. Porque te ayuda a poner el foco en lo que es importante: ¿qué quieres hacer con tu vida? ¿Cómo quieres sentirte? ¿Qué quieres experimentar?

Porque priorizar la belleza como objetivo vital no te ha hecho más feliz. Porque tienes derecho a vivir bien, con independencia de cómo luzca tu cuerpo.

Porque si esperas a tener el cuerpo ideal para permitirte ciertas cosas, quizá nunca las vivas. Porque mereces vivir sin culpa, sin vergüenza, sin miedo.

Ahora me gustaría enseñarte la letra de una canción maravillosa que habla de esto mismo:

> *La crudeza de una realidad cercana a lo salvaje.*
> *Estar alerta, consciente y esperando a que algo pase.*
> *Cómo queda el cuerpo después de todo,*
> *y más sabiendo que nunca fue sonoro.*
> *Un pensamiento que no cabe en el lenguaje.*
> *La herencia que no se ha llevado el oleaje.*
>
> *Cómo queda el cuerpo después de todo,*
> *que tiembla, quiere hacerse fuerte*
> *y aún no sabe cómo.*
>
> *Corazón migrante,*
> *que busca en el cariño ajeno forma de salvarse,*
> *pero no cobarde,*
> *intenta que el peso algo lo aguante.*

Puñal en el espejo.
Puñado de complejos,
que no hay quien aligere.

Y ojalá la piel desnuda
la miren con ternura,
cuando una no puede.

Sentir presente, humana y colectiva
la historia generalizada femenina.

Cómo queda el cuerpo después de todo,
que siente y padece de otro modo.

Corazón migrante,
que busca en el cariño ajeno forma de salvarse,
pero no cobarde,
intenta que el peso algo lo aguante.

Puñal en el espejo.
Puñado de complejos,
que no hay quien aligere.

Y ojalá la piel desnuda
la miren con ternura,
cuando una no puede.

Puñal en el espejo.
Puñado de complejos,
que no hay quien aligere.

Y ojalá la piel desnuda
la miren con ternura,
cuando una no puede,
cuando una no puede,
cuando una no puede.

«El cuerpo después de todo»,
VALERIA CASTRO

¿QUÉ TE HA PERMITIDO TU CUERPO HOY?

Para empezar a ver tu cuerpo como tu casa, tu hogar, haz una lista de todo lo que te ha permitido hacer hoy. Desde lo más simple hasta lo más profundo.

Detente un momento y agradécele que respire por ti, que te permita moverte, ducharte, andar, reír, abrazar, llorar. No necesitas que sea bonito para que sea valioso. Nos han cegado tanto con la belleza, con cómo debería ser, que nos hemos olvidado de lo importante, de vivir.

Tu cuerpo es tu casa.

La vuelta de la talla cero: una historia que se repite

Si ahora tienes unos cuarenta años, recordarás cómo en nuestra adolescencia nos vendían que un cuerpo de talla cero era aspiracional. Todas queríamos parecernos a Kate Moss, y además nos decían que, para tener ese cuerpo, no hacían nada en particular. Luego supimos que las modelos de aquella época consumían estupefacientes y/o habían sufrido trastornos de la conducta alimentaria.

Por desgracia, esa tendencia ha vuelto, y la talla cero se nos presenta de nuevo en un momento muy vulnerable de nuestra vida, en el que pueden darse muchos cambios corporales debido a la maternidad o a la perimenopausia o a la menopausia. Parece que el mundo nos dice que, si en ese momento no caímos en un trastorno de la conducta alimentaria, tenemos otra oportunidad.

En aquella época abundaban los blogs «*pro Ana*» y «*pro Mia*». Eran páginas en las que se hacía apología de los trastornos alimentarios, en concreto de la anorexia y la bulimia, camuflados como un estilo de vida. Se buscaba crear una comunidad dirigida a jóvenes y adolescentes para perder peso, con trucos para ocultar la enfermedad a los familiares, métodos de purga, cómo esconder la comida..., todo lo que se te pueda ocurrir para dañar su cuerpo.

Miro con tristeza y preocupación cómo estos blogs no han desaparecido, sino que se han adaptado a las nuevas tecnologías y se han amplificado gracias a las redes sociales.

Solo hay que mirar los filtros de Instagram y TikTok que afinan la cara, agrandan los ojos o eliminan «imperfecciones» de la piel de forma automática. La presión estética no cesa en las redes sociales; continuamente nos dice cómo deberíamos ser y, casi sin darnos cuenta, nos borran nuestra apariencia.

Ya no es solo la talla cero, también es el *SkinnyTok*, una comunidad interna de TikTok donde se comparten vídeos que veneran la extrema delgadez, trucos para conseguirla y se promueven conductas poco saludables. Retos como el «75 Hard» prometen cambiar tu cuerpo en setenta y cinco días, con reglas absurdas y peligrosas.

Por si no estás al tanto de qué es el «75 Hard», te cuento. Se trata de una rutina de acondicionamiento físico que propone hacer dieta —nada de alimentos ultraprocesados, ni alcohol durante esos días—, realizar dos rutinas de deporte diarias de cuarenta y cinco minutos (una al aire libre y otra en el gimnasio o en casa) y tomar una foto cada día de tu cuerpo para ver el progreso. Si se incumple algún día la dieta o la rutina de ejercicio, se vuelve a empezar desde el día uno. Supongo que el nombre «75 Hard» sonaba mejor que «castigo mental y físico».

Lo que más me duele es pensar en nuestras niñas, nuestras sobrinas, nuestras alumnas, nuestras pequeñas, en definitiva. Ellas están creciendo rodeadas de estas mismas imágenes y mensajes, pero con más intensidad gracias a las redes sociales. La historia se repite, pero con más fuerza y más medios.

En TikTok hay una dieta destinada a niñas muy pequeñas, a las que les gustan las princesas Disney. Solo la combinación niñas y dietas debería ser algo inconcebible.

La llaman la «dieta de las princesas» y cada día se hace la supuesta dieta que seguiría una de ellas. Por ejemplo, Blancanieves solo se alimenta de manzanas en todo el día, la Bella Durmiente no come y solo duerme, Ariel se alimenta de agua y la Cenicienta no ingiere más de seiscientas calorías. ¿Qué le estamos haciendo a unas niñas de siete u ocho años? Si desde esa edad ya empiezan a modificar su alimentación y se preocupan por su peso, y por cómo se ve su cuerpo, no quiero ni pensar la vida de sufrimiento que les espera.

No solo es prioritario que nos cuidemos a nosotras, sino que protejamos a nuestras niñas de esta nueva oleada de extrema delgadez. Tenemos que ser referentes visibles de esta lucha por ellas, porque nosotras hubiésemos necesitado esa protección allá por los noventa.

No basta solo con indignarnos; nuestras niñas tienen que saber que hay otra manera de habitar el cuerpo, que pueden cuidarlo sin someterse y que siempre será válido. Necesitamos romper el ciclo para que la historia no se repita. Tenemos la obligación moral de no dejarlas caer, y eso supone ser un ejemplo para ellas. A la vez que las protegemos, nos cuidamos a nosotras.

Yo no soy madre, pero tengo una sobrina, y me da pánico que ella viva como he vivido yo con mi cuerpo. No quiero que caiga en las trampas de tener que estar siempre pendiente de cómo luce, ni que se pierda cosas de la vida porque le dé vergüenza su cuerpo o porque crea que no es lo bastante bonito como para ir a un sitio determinado. No quiero ser partícipe, con mi ejemplo, de inculcarle más vergüenza corporal de la que ya nos inocula la sociedad; ni quiero que me oiga hablar mal de mi cuerpo, ni que piense que mi valía depende de él.

Quiero que tenga muy claro que no hay nada malo en ella, que todas esas exigencias vienen de la sociedad en la que vivimos y que nos considera un objeto decorativo. Saber el origen genera distancia y mayor posibilidad de no caer en estas conductas tan nocivas. Me niego a valorarla por su físico, y siempre le digo lo buena que es, lo divertida, lo fuerte, y lo que la quiero. No vigilo su cuerpo, la dejo crecer y no le traspaso miedos; al contrario, la reto a moverse, a jugar, a escalar, a que se mueva, no solo a que se luzca. Y está en una edad complicada, que sus trece años no son los míos de los noventa.

Ella es mi sobrina, pero también lo hago por cualquier mujer que esté cerca. No quiero que ningún acto ni comentario mío pueda agravar la situación de malestar con la que nos han hecho vivir. Para mí, es un propósito vital.

La transmisión intergeneracional de la vergüenza corporal

Sí, querida, la vergüenza corporal se hereda.

Las mujeres que nos han criado han lidiado con las dificultades de su propio cuerpo en un sistema que las quería delgadas, jóvenes, buenas madres, abuelas, tías, y, si trabajaban fuera de casa, las mejores profesionales. No busco culpas, sino cargarnos de responsabilidad, para no repetir conductas que dañen a las generaciones que vienen. Como feminista, no juzgo las acciones individuales de las mujeres, sino el sistema que nos lleva a actuar de dicha forma.

El sistema nos educa para vivir en la exigencia de hacerlo todo bien y que nuestro cuerpo sea un ejemplo de disciplina, belleza y moderación. «Si estás delgada te irá mejor», «si eres guapa, te querrán más», nos han dicho siempre.

Nuestras antecesoras han batallado como han podido, con los recursos que tenían, y no siempre lo han hecho de la mejor manera. Con la idea de protegernos, nos han guiado a través de la comida y del ejercicio, para lograr que nuestro cuerpo concordara con esos estándares de belleza y, con ello, sufriéramos lo menos posible. Sin embargo, eso también nos ha hecho sufrir.

No es raro que algunas niñas hayan hecho su primera dieta acompañadas de su madre, y con la finalidad de ir más «guapas» a hacer la comunión. Esto, que en su momento pareció inocente, fue la simiente de que sus cuerpos debían tener una forma determinada para cada acto importante en su vida. Desde un cumpleaños, una celebración familiar, las vacaciones, el curso nuevo, el instituto, la universidad, el trabajo..., todo pasaba por tener un cuerpo agradable que condicionaba, claro está, la valía como persona.

Si ha sido tu caso, lo siento mucho, y te mando un abrazo fuerte, porque ninguna niña debería hacer dieta.

Pero en la vergüenza corporal no solo interfieren las madres. Los resultados de un estudio publicado en la revista *Sex Roles* muestran que esta atención de los padres influye en la vergüenza corporal infantil, incluso más allá del impacto de los medios y los compañeros, y afecta tanto a niños como a niñas. Se destaca la importancia de que los padres no se centren tanto en el aspecto físico de sus hijos, ya que, incluso sin críticas directas, los niños perciben esa atención, lo que puede fomentar la vergüenza corporal. Resalta cómo la figura del padre, de manera directa a través de comentarios sobre el cuerpo de sus hijos o indirecta con gestos, miradas o silencios, genera vergüenza corporal y afecta a la autoestima (Pecini, *et al.*, 2023).

Los niños cada vez expresan más preocupación por la imagen corporal a edades más tempranas. Según diversos estudios, esto puede aparecer desde los cinco años (Davison y Birch, 2002; Davison, *et al.*, 2003). Entre los seis y los doce años, la intranquilidad por la imagen corporal se vuelve generalizada, y la expresan de igual modo que adolescentes y adultos (Ricciardelli, *et al.*, 2009).

En cambio, cuando las madres practican la autocompasión, las hijas tienen una mayor autoestima corporal y no usan la comida como respuesta. Otro estudio realizado en Canadá valoró a 191 parejas de madres e hijas. El resultado fue que las madres compasivas fomentaban el bienestar corporal en sus hijas y su propia compasión, a su vez que reducían la vergüenza corporal (Carbonneau, *et al.*, 2020). Esto es muy potente, porque deja claro cómo las hijas imitan la compasión o la vergüenza corporal. La compasión es el camino para vivir en nuestro cuerpo de una manera respetuosa y sana.

Una de mis chicas me contó aterrorizada que su niña de cuatro años le dijo: «Mamá, yo no quiero ser gorda, yo quiero ser normal». Esto no es casualidad: los niños repiten lo que escuchan de los adultos. Aunque mi paciente tiene una visión alejada de todo esto, no puede controlar al completo el entorno que rodea a su niña. Este mensaje se lo ha oído a algún adulto, que le ha sembrado la duda de si la gente gorda es o no normal, y luego ella lo repite.

Tenemos que dejar de ver a las personas gordas como diferentes, y entender que ser gordo o delgado es igual de normal que ser rubio o pelirrojo. Dejemos además de juzgar su salud; vemos sus cuerpos, los estigmas y los estereotipos asociados, pero no el estado de bienestar de estos.

Lo más importante es que, a pesar de los años y los avances, seguimos atrapados en una dicotomía que hace que muchos niños (y adultos) se sientan raros por cómo son.

De hecho, según el estudio de Carbonneau, cuando las madres tienen una mala imagen corporal, suelen:

- Hablar constantemente de su peso o de sus dietas.
- Hacer comentarios sobre el cuerpo de otras personas.
- Evitar ciertas comidas y clasificarlas como «buenas» o «malas».
- Usar el ejercicio como castigo o compensación.
- Criticar su propio cuerpo frente a sus hijas.

Todo eso cala hondo poco a poco. Aunque a veces parezca que las niñas no prestan atención, lo absorben todo. Aprenden a mirar su cuerpo con los ojos de los demás. ¿Soy guapa? ¿Encajo? ¿Me verán bien? ¿Les gustaré? Y si les parece que no encajan, aparece la culpa. Y la vergüenza. Para que ellas y nosotras podamos vivir una vida más plena y feliz es urgente:

- Cortar la cadena.
- Dejar de transmitir vergüenza corporal.
- Hablar con las niñas sobre el valor de su cuerpo más allá de su forma.
- Evitar hacer comentarios sobre sus cuerpos, aunque parezcan positivos.

La solución no es decir «qué guapa estás» en lugar de «qué delgada estás», porque seguimos enfocándonos en su apariencia. Y su valor no está ahí, sino en quiénes son, cómo se sienten, qué hacen, qué desean, cómo piensan, qué les apasiona. Y esto empieza en casa, en la escuela, en la cocina, en la mesa del comedor. Empieza cuando dejamos de opinar sobre nuestro cuerpo frente al espejo. Cuando no nos llamamos gordas como si fuera algo malo. Cuando dejamos de hacer bromas sobre cuerpos ajenos. Cuando escuchamos a una niña decir que quiere adelgazar y le preguntamos: «¿Quién te ha dicho eso? ¿Por qué crees que eso es importante?». Y, sobre todo, cuando dejamos de pasarle la vergüenza corporal que a nosotras nos transmitieron.

Cómo ser un modelo para no transmitir vergüenza corporal

1. Qué acciones dejar de hacer:

- No validar cambios corporales: «Estás más guapa así, más delgada». De esa manera aprenden que el valor se relaciona con la belleza y la delgadez.
- Comparar cuerpos entre niñas u otras mujeres: «Esa sí que está delgada». Esto promueve la comparación constante como medida de valía.
- «Yo a tu edad también era así de delgada, ten cuidado, comes mucho». Este tipo de comparaciones, aunque puedan partir de la empatía, las ponen en guardia sobre su cuerpo y comienzan esa vigilancia interna. Da la sensación de que hay un cuerpo «heredado» y que será así.
- No salir en las fotos, tapar siempre el cuerpo o criticarlo. Les da a entender que la vergüenza corporal es normal, y aprenden del modelo. Recuerda: hay una niña mirando.

Ana me contó en consulta que conserva el recuerdo de su noveno cumpleaños, cuando sirvieron la tarta. Ella comió la porción que le habían puesto y luego se puso un poco más. Al verla, su madre le dijo: «¿Vas a comer más? Luego te quejas de la tripa que tienes». En ese momento se sintió tremendamente avergonzada. Por un lado, quería comerlo todo por la rabia que sentía, y por otro lado, no comer nada para no tener más barriga. Desde entonces, y durante muchos años, su barriga y la comida se convirtieron en el centro de su vida.

Otra de mis chicas me confesó que su padre las ponía a ella y a su hermana a hacer abdominales antes de cenar. Su madre siempre estaba a dieta, y en su casa se valoraba mucho la delgadez. Nunca había ningún tipo de dulce, ni patatas fritas, nada más allá de fruta, yogur o frutos secos. Envidiaba a sus compañeros de clase porque llevaban de merienda un bollo o un bocadillo de chocolate. Tanta prohibición la llevó a comer a escondidas, y durante muchos años, ha sido la única manera en la que ha consumido estos alimentos, incluso en su propia casa: a escondidas, pero acompañada por la vergüenza y la culpa.

2. Qué acciones sí ayudan a modelar un vínculo sano con el cuerpo:

- Escuchar, sin validar ni querer corregir el cuerpo:
    - Si nos dicen que se sienten feas o gordas, no debemos prohibirles decirlo, sino preguntarles por qué se sienten así, hablarles de la funcionalidad del cuerpo y de todo lo que hace por ellas.
    - Sobre cualquier malestar corporal que muestren, preguntarles cómo se sienten y si les ha pasado algo.
    - No minimizar su malestar. No ofrecer hacer dieta o presentar los cambios físicos como solución.

- Halagar sin caer en validar el cuerpo:
    - «Me encanta lo bien que cuidas a tus amigas».
    - «Eres muy valiente, yo no me atrevo a hacer eso».
    - «Tienes una imaginación increíble».
    - «Eres muy generosa».
    - «Cuidas mucho a tus amigas, es superbonito».

- Fomentar el movimiento, el que sea:
    - Poner música en casa y bailar con ellas.
    - Proponer una actividad física juntas, por el placer de moverse y por diversión.
    - Llevarla a una actividad que implique movimiento y hacerla con ella, para que, si le gusta, sea un plan que podáis realizar juntas.

- Jugar a cosas que impliquen movimiento: saltar a la comba, pilla-pilla, jugar a las palas o echar una carrera...
- Salir a pasear sin rumbo y buscar tesoros por el camino, como flores, piedras... O, si son preadolescentes, conversar para estar más conectadas.

- Hablar del cuerpo no como un adorno, sino como el medio que le permite vivir:
  - «Qué fuerte estás, esas piernas te llevan adonde quieras».
  - «Tus brazos son geniales para trepar, abrazar y hacer cosas increíbles».
  - «Qué suerte tener un cuerpo que te permite correr, saltar, pintar, reír ¡es una pasada todo lo que hace por ti!».
  - Hablar bien de tu cuerpo, y ser natural: salir en las fotos, ponerte el bañador o el biquini, no esconderte ni hacer comentarios sobre el cuerpo de otras personas.
  - No hablar del cuerpo como algo que esconder o disimular. En vez de decir «ponte esa camiseta más larga para que no se te note la tripa», prueba a decirle: «Elige la ropa que te haga sentir cómoda, no hay nada que esconder».

- Sobre la comida:
  - Cocinar con ellas, implicarlas en su alimentación para que sean autónomas. Es una manera de que disfruten del proceso de cocinar y que esta acción pueda ser placentera.
  - Comer con ellas y alabar la comida: «¡Qué rico está! ¿Puede ser lo más rico que haya comido nunca?».
  - «¿Estás satisfecha? ¿Te has quedado con hambre?». Para no sabotear sus señales de hambre y saciedad.

○ Fomentar comer sin culpa mediante expresiones como: «Está delicioso, podría comer esto cada día», «Cuando quieras, volvemos a comer aquí», «Si te apetece, te pongo más», «¿Repetimos?».

○ Presentar la comida como un medio para una vida plena: «Vamos a comer, que hace mucho que no tomamos nada, y nos quedamos sin energía», «Uy, esto es justo lo que necesitaba en este momento».

Piensa en una de esas situaciones en las que cuando eras pequeña alguien te dijo que no usaras tal vestido porque se te marcaba mucho la tripa. ¿Cómo te sentiste en ese momento?

Ahora imagina que tú eres la persona adulta. Miras a esa niña y le dices: «Ponte lo que más te guste. No hay nada que esconder en ti».

¿Cómo se sentiría esa niña?

Sé la adulta que necesitaste para sentirte segura en tu cuerpo.

3

HACER LAS PACES CON TU CUERPO

Hacer las paces con tu cuerpo no es un destino, sino una práctica diaria. Supone enfrentarte a lo que has ocultado, escondido y rechazado, porque te dijeron que ahí no había belleza, que era mejorable o que directamente necesitabas un cambio radical.

Has perdido dinero, energía y sobre todo tiempo, mucho tiempo. Te has perdido cosas de la vida, incluso la has puesto en peligro por estar lo más cerca posible de ese cuerpo anhelado. Esto también puede cambiar. No estás sola. Hay otras formas de vivir.

Durante este viaje juntas he querido dejar claro que todos esos mandatos sobre nuestro cuerpo no son más que otra expresión de control y de sumisión. Lo disfrazaron de salud, de autocuidado, de amor propio, pero no es nada de esto si hay miedo, culpa o vergüenza.

Esa insatisfacción corporal la promueve una estructura que nos atraviesa a todas y de la que se lucran muchas empresas. *Cuestionar todo esto e ir al origen de ese malestar ya es una forma de empezar el cambio.*

Supongo que te preguntarás: ¿Cómo se puede hacer las paces con un cuerpo que ha sido castigado? ¿Cómo alcanzar la paz si siempre te han enseñado a estar en guardia?

No es solo que no te guste lo que ves en el espejo, si es que te miras; quizá tu cuerpo ha sido señalado, juzgado, corregido, moldeado, incluso mucho antes de que lo consideraras tuyo. Es posible que hayas sentido que ni era parte de ti. Te han desprovisto de tu hogar.

El cuerpo se convierte en un campo de batalla, y no es una metáfora, sino una realidad. Para muchas mujeres fue en su cuerpo donde sufrieron el primer rechazo. Toda esa violencia sufrida desde niñas y ejercida sobre un cuerpo que no había casi ni empezado a vivir y que ya sabía que debía corregirse. Reconocerlo es doloroso, pero también constituye el primer paso para sanar.

Cuando aprendes que tu cuerpo es un problema, también interiorizas que tu valor depende de la capacidad que tengas para «arreglarlo». Te convencen de que la disciplina y el control sobre él te salvarán.

Es así como el cuerpo, lejos de ser el lugar que habitas, se convierte en un ser externo al que aleccionar, en una cárcel y en un proyecto vital.

Es una respuesta generalizada en mi consulta. Cuando pregunto a una mujer cómo se lleva con su cuerpo, me suele contestar «mal» o «ya ni lo miro». Y cuando le pregunto cómo le gustaría que fuese esa relación, la respuesta es: «Me gustaría estar tranquila, tener paz». Aquí te dejo un listado de algunas de las respuestas que he recibido a lo largo de años de consulta, por si te sientes identificada con alguna o varias de ellas:

- No tener angustia al vestirme.
- Reconocer a la mujer que me devuelve el espejo.
- No seguir aspirando a caber en la ropa que lleva cinco años en el armario.
- Dejar de pensar en cómo se ven mi barriga, mis brazos y mi culo.
- Permitirme la ropa que me gusta, no castigarme con ropa fea.
- Ponerme lo que quiera, sin esconder ni disimular.

- Salir en las fotos.
- Dejar de analizar las fotos como si estuviera haciendo un informe forense.
- Ir a la playa o a la piscina.
- Estar tranquila en la playa o en la piscina.
- Tener un descanso, joder. Un poquito de paz.

Para trabajar esa paz, hay que reconocer la herida, esa que te hicieron y a la que la sociedad no deja de añadir un poquito de limón y sal cada día, para que, lejos de curarse, duela más. Puedes quedarte ahí o luchar por estar cada vez más en paz. No es justo, lo sé. Recuerda que soy mujer, pero no hay muchas opciones.

Es un camino arduo, así que hazlo de la manera que puedas asumir. Te digo que va a ser incómodo y doloroso. Si has tenido experiencias más dolorosas, como abusos o negligencia médica, busca ayuda de una psicóloga con perspectiva de género para que te acompañe.

Cuanto más tranquila estés con tu cuerpo, menos probabilidad tendrás de caer en la dieta de turno, en el tratamiento milagroso o en el nuevo gurú de la alimentación. No querrás modificar tu cuerpo para encajar, sino cuidarlo, y esta vez no como eufemismo de adelgazar.

Si desde el capítulo anterior has empezado a mirarte al espejo con unos ojos más compasivos o si incluso te permites esos ratitos contigo misma al ponerte crema y recorrer tu cuerpo mientras te repites que todo está bien, es posible que el malestar haya bajado un poco. Por supuesto que no ha desaparecido. No te impacientes. Piensa desde cuándo tu relación con tu cuerpo es así de dura. Cada momento de menor exigencia y más tranquilidad es oro. La vergüenza no es tuya; fue sembrada, pero puedes dejar de regarla.

Si por el contrario aún no has podido empezar a mirarte, o bien lo has hecho, pero lo has interrumpido porque te supone mucha angustia, no te preocupes. Aquí la jefa eres tú. Date tu tiempo, pero no te ignores para siempre: mereces tu atención y respeto.

DIARIO FOTOGRÁFICO SEMANAL

Durante una semana, hazte fotos con el móvil en situaciones cotidianas. No tienen que ser selfis ni fotos posadas. Puedes pedirle a alguien de tu entorno (familia, pareja o amigas) que te haga fotos en momentos normales del día: cocinando, viendo la tele, trabajando, saliendo a pasear... También puedes hacértelas tú misma, pero evita buscar tu «mejor ángulo» o esperar a estar maquillada o preparada para salir. Se trata de fotos espontáneas, domésticas, sin filtros ni poses.

¿Qué buscamos con esto?

- Verte desde fuera, desde otros ángulos, en diferentes momentos del día, con distintos gestos, posturas y expresiones. No desde el ángulo controlado del selfi o del espejo.
- Normalizar tu imagen en movimiento, en lo cotidiano, sin preparación ni retoques.

No veas cada foto que hagas: crea una carpeta en Google Drive (o similar) y bórralas del móvil. A partir de ahora, solo las mirarás desde el ordenador. Elige un día de la semana para verlas. El miércoles puede ser una buena opción. Si ese día estás más revuelta o ha pasado algo que te tiene un poco más sensible, déjalo para otro momento. Como siempre, antes de verlas, respira, ya sabes: activa tu sistema parasimpático.

¿Por qué solo se pueden ver desde el ordenador?, te preguntarás. Verlas en una pantalla más grande, sin poder hacer zoom ni escanear milimétricamente tu cuerpo, ayuda a percibir la imagen como un todo. No se trata de analizar cada parte, sino de verte completa y de hacerlo más allá del selfi perfecto: verte pillada infraganti, sin dar tu perfil bueno, sin enderezarte para la foto, sin tener que estar vestida o maquillada de una forma especial.

Este ejercicio no busca que te gustes en las fotos, pero sí que te familiarices con tu cuerpo tal y como es, en su día a día. Que aprendas a mirarte con mayor neutralidad, menos juicio y más compasión. Tiene como objetivo que te veas de forma completa, que te acostumbres a ti y que puedas mirarte de frente sin bajar la cabeza.

Este ejercicio es libre de juicios. Activa ese diálogo más compasivo y recuerda que ese cuerpo te permite vivir. Llévalo a la funcionalidad. Recuerda que estás trabajando tu paz con él, no le exijas aquello que te llevó a estar en guerra.

Repite este ejercicio cada semana hasta que realmente te reconozcas y no te sorprendas de ti misma. Hasta que esa señora te caiga bien, y que seas capaz de tratarla con respeto.

OPERACIÓN VERANO

Siempre nos han vendido la operación biquini como una cuenta atrás para estar más delgadas, más firmes, más monas. Como si ir a la playa, disfrutar del verano, mojarse en la piscina o tomar el sol fueran un privilegio reservado solo para ciertos cuerpos.

Así que este año, vamos a hacer la operación verano. ¿En qué consiste?

En conseguir eso que no hiciste el año pasado. Ese momento que evitaste, esa foto que no te hiciste, ese biquini que no te pusiste, no taparte con la toalla al salir de la piscina.

Ese va a ser tu propósito de verano.

No para cambiar tu cuerpo, sino para vivir más libremente dentro de él.

Y sí, lo puedes empezar a practicar desde ya. Incluso si es invierno mientras lees esto.

Ejemplos de entrenamiento para la operación verano:

- ¿Te cuesta enseñar los hombros? Empieza por usar camisetas de tirantes en casa. Acostúmbrate a verte los hombros y los brazos. Y cuando venga el juicio, respóndele con neutralidad. No tienes que convencerte de que son «bonitos», solo empezar a tolerar verlos. Acostúmbrate a cómo son y cómo lucen. Tienes derecho a mirarte sin juicio.
- ¿No te pones un biquini ni de broma? Cómprate uno que te guste mucho. No para enseñárselo a nadie, sino para empezar a ponértelo en casa. Siéntate con él, mírate. Deja que tu cuerpo se acostumbre a estar así, sin esconderse.
- ¿Te tapas al salir del agua automáticamente? Piensa si este verano podrías dejar que el sol te seque antes de envolverte. Aunque sea una vez. Aunque te sientas rara. Eso ya es un paso. En la playa y la piscina es muy fácil conectar con el cuerpo. Recuerda, llévalo ahí. Desactiva el «cómo se ve» y pregúntale a tu cuerpo si está a gusto, si tiene calor, si está cómodo así sentado o mejor tumbado. Haz el esfuerzo por no cubrirte, aunque sea incómodo. Tu cuerpo merece sol. Cada minuto sin ocultarlo es un triunfo.
- ¿No enseñas las piernas en verano? Vale. No vamos a forzar nada, pero sí entrenaremos la mirada. Sé que no estás convencida, pero prueba. Total, ¿qué puedes perder? Cómprate una falda o un pantalón corto. Elige algo que te guste y no lo que «necesitas» para esconderte. Y empieza a usarlo con medias, si te hace sentir más segura al principio. Póntelo al menos una vez por semana. Como si fuera un uniforme de entrenamiento. La

idea es que vayas normalizando la presencia de tus piernas: en movimiento, al andar, al sentarte, al pasar por el espejo.

Entrena en casa. Ten un pantalón corto solo para estar allí. No uno que no te guste, sino un pantalón que no te pones porque crees que no puedes enseñar las piernas o que no es para ti. Ese pantalón. No esperes al verano ni a estar «lista». Póntelo en tu casa, en tu espacio seguro. No esperes un momento ideal, simplemente hazlo.

Mírate. No solo de pie y de frente. Obsérvate sentada. Verás cómo los muslos cambian de forma, se aplastan, se expanden. Es lo que hacen los cuerpos vivos. Estás viva, querida.

¿Y cuando venga el juicio? Recuerda que no tienen que gustarte para poder vivir en ellas. Que gracias a ellas tu vida es mucho más sencilla: caminas, corres, te desplazas, subes escaleras... Tus piernas ya son suficientes, sostienen tu vida.

Y cuando pienses que no puedes salir con ellas al aire libre, imagínate en verano, con calor, y lo bien que estarías en pantalón corto o falda sin que el juicio te frenara.

La operación verano no va de modificar tu cuerpo, sino tu relación con él. De que cada verano seas un poco más libre que el anterior. Va de que no te roben más veranos. De que no te roben más vida.

LO BONITO DE TI, LO QUE SÍ TE GUSTA DE TU CUERPO

Haz un listado de las partes de tu cuerpo que te gustan. Si por desgracia te han hecho tanto daño que no eres capaz de ver belleza en ti, anota qué hace tu cuerpo por ti que hace que te sientas bien con él.

Pide a tres o más personas que te hagan este ejercicio, que digan por lo menos tres partes de tu cuerpo que les gusten. Sé que te va a dar una vergüenza tremenda, y que no vas a ver el momento de hacer esta petición. Mi consejo es que digas que estás haciendo un ejercicio para un curso, y que necesitas esta tarea. Quizá en persona te cueste mucho pedirlo, tira de mensaje de móvil, un wasap y listo.

Es una manera de que seas consciente de que a otros ojos también eres preciosa, y que tu cuerpo está bien. Cuando recibas el mensaje, da las gracias, no rebatas la respuesta ni creas que te dicen algo así porque te quieren. No me entiendas mal, seguro que te quieren, pero no por ello el mensaje es menos cierto. ¿Para que iban a mentir? Empieza a creer, aunque sea con suspicacia que lo que dicen es verdad. ¿Por qué no iba a serlo?

EPÍLOGO

Nos hicieron creer que nuestro cuerpo era un proyecto incompleto y que tenía que estar en continua remodelación para ser agradable, para gustar. Nos enseñaron trucos para engañar al hambre, a saltarnos comidas, a llenarnos la tripa de agua cuando estábamos hambrientas, comernos un chicle, lavarnos los dientes o fumarnos un cigarro. Nos dijeron que las calorías solo son buenas si no son demasiadas, que hay calorías vacías, que la comida puede ser buena o mala según te aleje o te acerque de la delgadez, que querer más es de glotonas, que las niñas buenas no repiten.

Nos desalojaron de nuestro hogar, lo llenaron de culpa y vergüenza. Asumimos que era un fallo nuestro y empezamos a tratarlo como a un objeto. Lo escondimos, lo tapamos, lo maltratamos, lo castigamos pasando hambre, con ejercicio excesivo, con ayunos. Nos hicimos daño por resultar bonitas a ojos de otros, unos crueles para los que nunca nada sería suficiente. Porque nuestra vergüenza corporal no es más que su negocio: cuanto más insatisfechas, mejor para ellos. Más dinero a costa de nuestro sufrimiento.

Aprendimos a poner el cuerpo al servicio de un sistema que solo se lucra de nuestra inseguridad, la misma que nos crean para luego vendernos la solución. Aprendimos que nuestro cuerpo es una medida de nuestro valor, que lo importante es agradar, gustar, y así nos acabó importando más el gozo ajeno que nuestro placer. Nos desconectamos tanto de nuestro cuerpo que lo tratamos de forma más cruel de lo que jamás trataríamos a nadie.

No nos enseñaron a alimentarnos, nos enseñaron a hacer dieta. Nos enseñaron a cuidar de todos, mientras que, para nosotras, cuidarse era adelgazar.

Nos quieren sumisas, calladas, bonitas como jarrones, sin necesidades, sin demandar nada, sin elevar el tono. Tenernos ocupadas modificando nuestro cuerpo y muertas de hambre les ayuda a que molestemos menos. Nos joden la vida.

Ojalá si comes con culpa sigas practicando hasta que desaparezca. Ojalá el Pepito Grillo cabrón se marche de tu cabeza. Ojalá no te pierdas ni un solo plan porque creas que no eres suficiente. Lo eres. Lo eras.

Ojalá la vergüenza cambie de bando, y que dé vergüenza cómo nos hacen sentir. Ojalá no te hagas pequeña. Ojalá seas ese modelo que nuestras pequeñas necesitan.

Ojalá te comas la vida. Ojalá te atrevas a vivir en tu cuerpo sin pedir perdón.

Querida, este viaje no ha hecho más que empezar.

Gracias por acompañarme.

AGRADECIMIENTOS

A Patri, por abrirme un hueco en la sección de Salud de *El País* y confiar en mí. Sin ti, este camino habría sido mucho más difícil.

A mi hermana de vida, Nora, que siempre cree en mí y supo que esto podía pasar antes que nadie. Gracias por ser mi hermana, mi familia, mi hogar.

A Patri, mi Thelma, por llegar en un momento crucial y no soltarme la mano desde entonces.

A Mamen, mi tronca, por ser refugio y casa en Valencia.

A mis amigas, las que hacen que la vida sea más fácil y divertida.

A Anita y Mary, gracias por ser mi red.

A Ariane, por enviarme aquel abrazo en forma de correo lleno de cariño y hacerme creer que este libro era posible.

A Cristina, mi editora y compañera en todo este proceso.

A mis primas, que en estos dos años me han recordado que nunca estoy sola y que el feminismo siempre será un lugar seguro para mí.

A todas las mujeres que han pasado por mi consulta, que han confiado en mí y que me enseñan cada día que esta lucha merece la pena.

Y a mí, por no dejarme caer.

BIBLIOGRAFÍA

ALBERS, S., *Mindfulness y alimentación: Cómo relacionarse con la comida de manera equilibrada*, Zenith, 2016.

BACON, L. y L. Aphramor, *Body Respect: What Conventional Health Books Get Wrong, Leave Out, and Just Plain Fail to Understand About Weight*, Dallas, BenBella Books, 2014.

BARAKAT, S., *et al.*, «Risk Factors for Eating Disorders: Findings from a Rapid Review», *Journal of Eating Disorders*, 11, 8, 2023, <https://doi.org/10.1186/s40337-022-00717-4>.

BARTKY, S. L., «Foucault, Femininity, and the Modernization of Patriarchal Power», en Rose Weitz, ed., *The Politics of Women's Bodies*, Oxford University Press, 1998, pp. 25-44.

BEHAR, R., *et al.*, «Perfeccionismo e insatisfacción corporal en los trastornos de la conducta alimentaria», *Revista Chilena de Neuro-Psiquiatría*, vol. 52, n.º 2 (2014), pp. 103-114, <https://doi.org/10.4067/S0717-92272014000200004>.

— y M. Arancibia, «Ascetismo y espiritualidad en la anorexia nerviosa. Un análisis psicosocial histórico». *Salud Mental*, vol. 38, n.º 3 (2015), pp. 225-232, < https://doi.org/10.17711/SM.0185-3325.2015.030>.

BORDO, S., «El feminismo, la cultura occidental y el cuerpo», *La Ventana*, 2001 (14). Reproducido con permiso de University of California Press. (Trabajo original publicado en 1993 como «Unbearable Weight: Feminism. Western Culture, and the Body»).

BOURDIEU, P., *La dominación masculina*, Barcelona, Anagrama, 2006.

CARBONNEAU, N., *et al.*, «A Look at the Intergenerational Associations Between Self-Compassion, Body Esteem, and Emotional Eating Within Dyads of Mothers and Their Adult Daughters», *Body Image*, vol. 33 (junio de 2020), pp. 106-114, <https://doi.org/10.1016/j.bodyim.2020.02.007>.

CHEEK, J., «Healthism: A New Conservatism?», *Qualitative Health Research*, 2008, 18(7), 974-982, <https://doi.org/10.1177/1049732308320444>.

CHOLLET, M., *Belleza fatal. La tiranía del look o los nuevos rostros de una alienación femenina*, Barcelona, Ediciones B, 2020.

DAVISON, K. K. y L. L. Birch, «Obesigenic Families: Parent's Physical Activity and Dietary Intake Patterns Predict Girl's Risk of Overweight», *International Journal of Obesity*, vol. 26, n.º 9 (septiembre de 2002), pp. 1186-1193, <https://doi.org/10.1038/sj.ijo.0802071>.

—, *et al.*, «Parent's Activity-Related Parenting Practices Predict Girl's Physical Activity», *Medicine & Science in Sports & Exercise*, vol. 35, n.º 9 (septiembre de 2003), pp. 1589-1595, <https://doi.org/10.1249/01.MSS.0000084524.19408.0C>.

DE LA GUARDIA GUTIÉRREZ, M. A. y J. C. Ruvalcaba Ledezma, «La salud y sus determinantes, promoción de la salud y educación sanitaria», *Journal of Negative and No Positive Results*, vol. 5, n.º 1 (29 de junio de 2020), e3215, <https://scielo.isciii.es/scielo.php?script=sci_arttext&pid=S2529-850X2020000100081>.

DE MIGUEL, A., *Neoliberalismo sexual. El mito de la libre elección*, Madrid, Cátedra, 2015.

DOONER, C., *¡Al diablo con las dietas!*, Barcelona, Urano, 2020.

FARRAR, T., ¡*Rehabilitación, reprogramación, recuperación! Cómo recuperarse de la anorexia para el adulto decidido*, autopublicación, 2019.

FLETCHER, A. J., *Diet Cults: The Surprising Fallacy at the Core of Nutrition Fads and A Guide to Healthy Eating for The Rest of Us*, Pegasus Books, 2021.

FLORES REYNOSO, S., R. Medina Dávalos y R. Robles García, «Estudio de traducción al español y evaluación psicométrica de una escala para medir el estigma internalizado en pacientes con trastornos mentales graves», *Salud Mental*, 2011, 34(4), pp. 33-39.

FORERO-BOGOTÁ, M. A. y M. Gómez Leguizamón, «Determinantes fisiológicos y ambientales de la regulación del control de la ingesta de alimentos», *Revista de Nutrición Clínica y Metabolismo*, vol. 4, n.º 1 (15 de enero de 2021), <https://doi.org/10.35454/rncm.v4n1.170>.

FREESPIRIT, J. y S. Fishman, «Fat Liberation Manifesto», *Fat Underground*, 1973, <https://fatlibarchive.org/wp-content/uploads/2022/04/FU-manifesto.pdf>.

GAY, R., *Hambre*, Madrid, Capitán Swing, 2018.

GILBERT, S. C. y J. K. Thompson, «Body Shame in Childhood and Adolescence: Relations to General Psychological Functioning and Eating Disorders»», en Paul Gilbert y Jeremy Miles, eds., *Body Shame*, Londres, Routledge, 2014, pp. 69-88.

HARRISON, C., *Anti-Diet: Reclaim Your Time, Money, Well-Being, and Happiness Through Intuitive Eating*, Nueva York, Little Brown Spark, 2019.

HAWKS, S. R., *et al.*, «Intuitive Eating and the Nutrition Transition in Asia», *Asia Pacific Journal of Clinical Nutrition*, 2004, 13(2), pp. 194-203.

KHAJURIA, A., *et al.*, «Reducing Stress with Yoga: A Systematic Review Based on Multimodal Biosignals», *International Journal of Yoga*, vol. 16, n.º 3 (2023), pp. 156-170, <https://doi.org/10.4103/ijoy.ijoy_218_23>.

KIRSZMAN, D. y M. del C. Salgueiro, *El enemigo en el espejo: de la insatisfacción corporal al trastorno alimentario*, Tea, 2002.

KIMMERER, R. W., *Braiding Sweetgrass: Indigenous Wisdom, Scientific Knowledge, and the Teachings of Plants*, Mineápolis, Milkweed Editions, 2013.

KOMANDO GORDIX, «Manifiesto colectivo del Día Mundial Contra la Gordofobia. Contra el sistema gordofóbico y capitalista», 4 de marzo de 2022, <https://komandogordix.noblogs.org/accion-virtual-colectiva-4-de-marzo-diacontralagordofobia/>.

LIMIÑANA GRAS, R. M., «Imagen corporal, identidad de género y alimentación», *Dossiers Feministes* (17), 2013, pp. 99-104.

LOUDERBACK, L., *Fat Power: Whatever You Weigh Is Right*, Hawthorn Books, 1970.

—, «More People Should Be Fat», *The Saturday Evening Post*, 1967b.

MANDLIK, G. V., *et al.*, «Effect of a Single Session of Yoga and Meditation on Stress Reactivity: A Systematic Review», *Stress and Health*, 2024, 40(3), e3324.

MUHLHEIM, L. M., *When Your Teen Has An Eating Disorder: Practical Strategies to Help Your Teen Recover from Anorexia, Bulimia, and Binge Eating*, Oakland, New Harbinger Publications, 2019.

MUÑIZ, E., «Pensar el cuerpo de las mujeres: cuerpo, belleza y feminidad. Una necesaria mirada feminista», *Sociedade e Estado*, 2016, 29 (2), pp. 415-432. Recuperado de <https://periodicos.unb.br/index.php/sociedade/article/view/5895>.

NATIONAL ASSOCIATION TO ADVANCE FAT ACCEPTANCE (NAAFA), «About Us» [Recuperado el 18 de junio de 2025 de <https://naafa.org/aboutus>.

NOTHOMB, A., *Biografía del hambre*, Barcelona, Anagrama, 2006.

PECINI, C., *et al.*, «Body Shame in 7-12-Year-Old Girls and Boys: The Role of Parental Attention to Children's Appearance», *Sex Roles*, 2023, vol. 89, pp. 1-14.

PELLIZZER, M. L. y Wade, T. D., «Developing A Definition of Body Neutrality and Strategies for An Intervention», *Body Image*, vol. 46 (septiembre de 2023), pp. 434-442, <https://doi.org/10.1016/j.bodyim.2023.07.006>.

PINEDA, E., *Bellas para morir: Estereotipos de género y violencia estética contra la mujer*, Prometeo Libros, 2020.

PLAZA, J., «Medios de comunicación, anorexia y bulimia. La difusión mediática del "anhelo de delgadez": un análisis con perspectiva de género», *Icono: Revista de Comunicación y Nuevas Tecnologías*, vol. 8, n.º 14 (2010), pp. 62-83, <https://doi.org/10.7195/ri14.v8i0.71>.

POIRIER, A., *The Body Joyful: My Journey from Self Loathing to Self Acceptance*, Norwalk, Woodhall Press, 2021.

POLIVY, J. y Herman, C. P., «Dieting and Binging: A Causal Analysis», *American Psychologist*, 1985, 40 (2), 1pp. 93-201, <https://doi.org/10.1037/0003-066X.40.2.193>.

PUHL, R. M. y Heuer, C. A., «The Stigma of Obesity: A Review and Update», *Obesity* (Silver Spring), mayo de 2009, 17(5), pp. 941-64, <https://doi.org/10.1038/oby.2008.636>.

RICCIARDELLI, L. A., *et al.*, «Body Image in Preadolescents Boys», en L. Smolak y J. K. Thompson, eds., *Body Image, Eating Disorders, and Obesity In Youth: Assessment, Prevention, and Treatment*, American Psychological Association, 2009, pp. 77-96, <https://doi.org/10.1037/11860-004>.

ROMERO, T. (coord.), *h(amor)⁸ gordo*, Continta Me Tienes, 2023.

ROTH, G., *Cuando la comida es más que comida*, Urano, 2018.

RUBY, M. B., y Heine, S. J., «Meat, Morals, and Masculinity», *Appetite*, 2012, 64, pp. 10-18.

SALAZAR, Z., «Imagen corporal femenina y publicidad en revistas», *Revista de Ciencias Sociales*, vol. 116 (2007), pp. 71-85, <https://www.redalyc.org/pdf/153/15311607.pdf>.

SATTER, E., *Secrets of Feeding A Healthy Family: How to Eat, How to Raise Good Eaters, How to Cook*, Madison, Kelcy Press, 2008.

SPIEGEL, K., *et al.*, «Brief Communication: Sleep Curtailment in Healthy Young Men Is Associated With Decreased Leptin Levels, Elevated Ghrelin Levels, and Increased Hunger and Appetite», *Annals of Internal Medicine*, vol. 141, n.º 11 (7 de diciembre de 2004), pp. 846-850, <https://doi.org/10.7326/0003-4819-141-11-200412070-00008>.

TAYLOR, S. R., *The Body Is Not an Apology: The Power of Radical Self-Love*, Berrett-Koehler Publishers, 2018.

TIGGEMANN, M., y Rothblum, E. D., «Gender Differences in Social Consequences of Perceived Overweight in the United States and Australia», *Sex Roles*, 18, 7pp. 5-86, 1988, <https://doi.org/10.1007/BF00288018>.

TORO, J., *El cuerpo como delito: Anorexia, bulimia, cultura y sociedad*, Barcelona, Ariel, 1996.

TRIBOLE, E. y E. Resch, *Intuitive Eating: A Revolutionary Program That Works*, St. Martin's Essentials, 2020.

TYLKA, T. L., *et al.*, «The Weight-inclusive versus Weight-normative Approach to Health: Evaluating the Evidence for Prioritizing Well-being over Weight Loss», *Body Image*, 2015, 14, pp. 12-19, <https://doi.org/10.1016/j.bodyim.2015.03.003>.

ULVEN, S., *et al.*, «Milk and Dairy Product Consumption and Inflammatory Biomarkers: An Updated Systematic Review of Randomized Clinical Trials», *Advances in Nutrition*, mayo de 2019;10(suppl_2):S239-S250, <https://doi.org/10.1093/advances/nmy072. PMID: 31089732; PMCID: PMC6518147>.

WARDLE, J., *et al.*, «Gender Differences in Food Choice: The Contribution of Health Beliefs and Dieting», *Annals of Behavioral Medicine*, 2001, 23(2), pp. 116-127.

WOLF, N., *El mito de la belleza*, Continta Me Tienes, 2020.